W0314343

QUAND L'INTESTIN DIT NON

Dr Jacques Médart

Du même auteur :

Manuel pratique de nutrition. L'alimentation préventive et curative. Editions de Boeck, 2005

Le régime IG diabète. Editions Thierry Souccar, 2007

Équipe éditoriale : Elvire Nérin, Priscille Tremblais

Conception graphique et réalisation : Catherine Julia (Montfrin)
Photo : © BananaStock/GraphicObsession
Illustrations : Jérôme Chardin
Imprimé sur les presses de Beta à Barcelone (Espagne)
Dépôt légal : 2e trimestre 2008

ISBN 978-2-916878-16-4

© Thierry Souccar Editions, 2008, Vergèze (France)
www.thierrysouccar.com
Tous droits réservés

SOMMAIRE

VOTRE CÔLON SERAIT-IL IRRITABLE ?

Si une excellente santé est indissociable d'une bonne alimentation, encore faut-il que les aliments qui la composent soient correctement digérés et bien assimilés. Le tube digestif est le siège d'une bataille incessante qui doit aboutir simultanément à l'absorption performante des micronutriments et de l'eau et à l'exclusion des toxines présentes dans l'intestin. Ces processus extrêmement complexes sont non seulement liés à l'action d'enzymes digestifs efficaces mais aussi à l'intégrité de la surface qui permet le passage dans notre organisme de toutes les substances nécessaires à son bon fonctionnement et empêche l'immixtion de poisons. L'intégrité de cette interface est directement liée à l'équilibre alimentaire mais aussi au fonctionnement harmonieux des systèmes de défense : qu'une intolérance ou une allergie se produise et la paroi de l'intestin risque d'être plus ou moins sévèrement endommagée.

Le fonctionnement correct du tube digestif est également dépendant d'une flore intestinale composée de milliers de milliards de bactéries qui profitent du gîte (vous les hébergez) et du couvert (vous les nourrissez) que vous leur offrez et qui, en échange, entretiennent la paroi de votre intestin et modulent harmonieusement le fonctionnement de votre système immunitaire. L'altération d'une seule de ces fonctions (alimentation inadéquate, perturbations diverses de la digestion, irritation de la paroi intestinale, intolérance ou allergie à certains aliments, déséquilibre de la flore intestinale) peut entraîner des troubles divers, bénins ou plus ou moins sévères.

Chaque jour, à peu près un demi-litre de substance appelée chyme pénètre dans le gros intestin (le côlon), partie terminale du tube digestif. Trois cent cinquante millilitres d'eau sont alors récupérés et résorbés au profit de l'organisme pour laisser s'évacuer 150 à 200 g de selles constituées de 60 à 80 % d'eau, de fibres végétales (que vous n'avez pas la faculté de digérer), de résidus de la bile, de bactéries issues de la flore intestinale et de débris de cellules mortes provenant de la paroi de l'intestin.

Les selles normales doivent être quotidiennes, de la forme d'un cylindre de 2,5 à 4 cm de diamètre et peu odorantes. Si vos selles n'ont pas ces caractéristiques, c'est que quelque chose ne « tourne pas rond » dans votre tube digestif. Mis à part le très courant juron « merde ! », déclinable dans de nombreuses langues, la plupart des Occidentaux sont très mal à l'aise dans le rapport à leur fonction intestinale.

« MERDE ! »

Le Général Cambronne est célèbre en France pour avoir proféré le juron « merde » lors de la bataille de Waterloo. Cette légende provient, en fait, du célèbre écrivain français Victor Hugo qui, en 1862, dans *Les Misérables*, osa écrire en toutes lettres qu'au général anglais qui cria « Braves Français, rendez-vous ! » Cambronne répondit : « Merde ! »

Les médecins eux-mêmes ne font pas exception et rares sont ceux qui, dans le cadre d'une consultation, vous questionneront de façon détaillée sur le rythme de vos selles, leur couleur, leur consistance ; on parle plus facilement de ses migraines que de sa diarrhée chronique ou de l'odeur des gaz que l'on émet ! Pourtant, si la question n'est pas formulée, jamais on n'obtiendra la réponse.

Cette question, une équipe internationale de chercheurs l'a posée à plus de 8 000 personnes, dans le cadre d'une enquête portant sur les troubles digestifs fonctionnels, occasionnels ou fréquents : douleurs d'estomac, brûlures d'estomac, ballonnements, douleurs abdominales, diarrhée, constipation, etc. Soixante neuf pour cent des personnes interrogées présentaient occasionnellement ou fréquemment au moins un de ces troubles dont un peu moins de la moitié concernait l'étage digestif inférieur.

Une personne sur trois souffre donc de problèmes intestinaux occasionnels ou fréquents caractérisés par des ballonnements, des douleurs abdominales, de la diarrhée, ou une alternance de diarrhée et de constipation.

Dans la majorité des cas, aucune anomalie ne peut être mise en évidence par les examens habituels et pourtant les troubles persistent de façon durable ; on parle alors de « **syndrome[1] du côlon irritable** » si sont réunis les critères de symptômes, de durée et d'absence de lésion organique.

QUAND L'INTESTIN DIT NON

Le syndrome du côlon irritable (*Irritable Bowel Syndrome* : IBS) a été clairement défini par un comité d'experts réuni à Rome à la fin des années 90. Les critères utilisés portent sur différents symptômes : inconfort ou douleurs dans l'abdomen, ballonnements, selles fréquentes, soulageant parfois la douleur, non moulées, parfois diarrhéiques, alternant éventuellement avec des phases de constipation et de selles dures.

La durée de ces symptômes est également prise en compte : il s'agit de troubles au long cours : dans l'année écoulée, ces épisodes apparaissent régulièrement, au moins un quart du temps (mais pas nécessairement plusieurs jours ou semaines de suite). Il faut également que soit exclue une pathologie organique (tumeur, adhérences, parasites intestinaux, etc.).

Devant l'apparition, brutale ou progressive, d'épisodes de diarrhée, de ballonnements, de coliques, le médecin traitant proposera donc consciencieusement une batterie de tests : bilan sanguin, radiographies, échographies, colonoscopie… Il pensera même, peut-être, à une recherche de parasites sur les selles et à une coproculture, c'est-à-dire une recherche de microbes pathogènes. Une fois exclue toute pathologie organique, il rassurera la plupart du temps son patient par le diagnostic du « syndrome du côlon irritable » et – comme un diagnostic implique un traitement – il conseillera d'éviter les aliments irritants (fruits, légumes crus, café, thé, alcool…) et complétera ses conseils par la prescription d'un antispasmodique dans le but d'atténuer les crampes intestinales.

La plupart des Ecoles de Médecine attribuent le côlon irritable à une anomalie de la sensibilité intestinale qui entraîne des spasmes des muscles de l'intestin, exacerbés par le stress et l'anxiété. En effet, les contractions musculaires dont notre intestin est normalement le siège, proviennent, en partie au moins, d'une réponse à des stimuli de distension de la paroi intestinale. Si on imagine que le seuil de perception de ces stimuli est abaissé chez la personne souffrant de côlon irritable, il est logique de lui prescrire un traitement qui diminuera ces spasmes anormaux. Malheureusement, il est probable que le résultat soit décevant et que les symptômes perdurent, alternant phases d'exacerbation et périodes d'accalmie.

Conforté par sa batterie d'examens négatifs, le médecin traitant apaisera son patient en évoquant le caractère psychosomatique du syndrome. La maladie évoluera vers la chronicisation et le patient, découragé, admettra une fois pour toutes que – pas de chance – il est affublé d'un côlon ennemi.

Dans certains cas particulièrement invalidants, sa vie sera rythmée par les tourments intestinaux au point qu'il refusera toute sortie loin de chez lui, sa préoccupation première étant la proximité des toilettes. Lorsque les affres coliques sont moins présentes, le porteur d'un côlon irritable, conforté dans l'idée de la bénignité de ses symptômes, se contentera de constater que ses selles n'ont pas un aspect normal et que le ballonnement qui se manifeste après le repas n'est qu'un inconfort parmi d'autres avec lequel il faut bien vivre.

UN TROUBLE FRÉQUENT MAL CONNU

Des dizaines de sites Internet sont consacrés au côlon irritable ; preuve, s'il en est, que ce syndrome concerne une part importante de la population. On peut résumer le contenu de ces sites en disant que la physiopathologie[2] du côlon irritable est largement incomprise à l'heure actuelle et que ce syndrome reste, en grande partie, un mystère pour la médecine. Une composante psychique est régulièrement évoquée, sans démêler cause ou conséquence. Certains envisagent des phénomènes d'intolérance ou d'allergies, particulièrement au lait, et l'influence d'une alimentation riche en gras ou en sucres (ce n'est pas faux). Quoiqu'il en soit, la plupart s'accordent sur la bénignité des symptômes, leur rapport étroit avec des situations stressantes et laissent les patients qui en souffrent en faire une composante de leur vie quotidienne.

Pourtant, des centaines d'études concernant l'intestin, son fonctionnement et la flore microbienne qu'il héberge font entrevoir des possibilités thérapeutiques absolument différentes de celles qui sont actuellement proposées. Curieusement, le contenu de ces études scientifiquement étayées est peu enseigné dans les Facultés et rarement mis en pratique dans le monde médical.

Nous allons les développer dans les pages qui suivent mais disons dès à présent que les symptômes du côlon irritable ne sont que la face émergée d'un iceberg. Les manifestations qui caractérisent le côlon irritable ne proviennent pas seulement du côlon mais aussi de tout le tube digestif : bouche (mastication), estomac, duodénum et pancréas, intestin grêle et, effectivement, gros intestin. S'y ajoutent des causes allergiques, car l'intestin n'est pas seulement un organe de digestion et d'assimilation, mais également le siège de nos défenses.

Le syndrome du côlon irritable n'est donc pas une maladie en soi mais la traduction de troubles divers, souvent intriqués, dont le point de départ peut se situer pratiquement à tous les étages du tube digestif. Voilà qui a de quoi décevoir ceux qui ont de la médecine une conception manichéenne (un symptôme, une maladie, un traitement) et fréquentent assidûment ces nouvelles boutiques qui distribuent en vente libre des compléments alimentaires de toutes sortes, étiquetés : cœur, foie, diabète, obésité, constipation ou… côlon irritable ! L'apprentissage de la médecine ne se résume pas à l'étude d'un grand livre de recettes.

L'HISTOIRE DE LUC

Luc nous est adressé par un confrère spécialisé en médecine du sport pour une mise au point nutritionnelle dans le cadre d'une fatigue chronique.

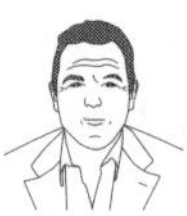

L'histoire de cette fatigue est étrange : elle remonte à l'enfance. Elle fluctue, alternant des phases d'abattement et des « bonnes périodes » de six à huit semaines. Elle est interpellante dans la mesure où Luc reste, à cinquante ans, un sportif accompli qui court encore au moins un marathon par an, activité qui implique un entraînement régulier consistant en un jogging quasi quotidien pour totaliser 50 km par semaine. C'est vrai qu'on est loin des 120 km hebdomadaires qu'il s'imposait il y a quelques années encore. Ce n'est pas que la condition physique de Luc se soit émoussée au fil du temps mais il a été victime d'un accident lors d'une de ses chevauchées : collision avec un cheval ! Il en garde de légères séquelles à la cheville droite et ses performances ne sont plus ce qu'elles étaient.

L'enquête alimentaire ne révèle rien de particulier : l'alimentation est plutôt bien équilibrée, si ce n'est une consommation assez importante de sucre que Luc considère comme nécessaire avant, pendant et après l'effort. Il faut dire aussi qu'il aime beaucoup les petits gâteaux qui, d'ailleurs, ne portent pas préjudice à son poids de forme.

Mise à part cette fatigue, Luc ne se plaint absolument de rien, ne prend aucun médicament, ne fume pas, ne boit pas d'alcool et le mot absentéisme ne fait pas partie de son vocabulaire dans le cadre de son travail d'ingénieur.

Dans les antécédents personnels, on ne relève rien de particulier si ce n'est l'ablation de l'appendice à l'âge d'un an. Ce n'est pas banal.

Nous interrogeons alors Luc sur le rythme et l'aspect de ses selles. Visiblement surpris par la question, il nous apprend que celles-ci présentent fréquemment un aspect diarrhéique, souvent plusieurs fois par jour, et que cette situation remonte à l'enfance. Une exploration complète de ces symptômes par différentes radiographies et échographies abdominales a été réalisée à plusieurs reprises. Les derniers examens remontent à cinq ans et se sont montrés entièrement rassurants.

Il faut dire qu'en dépit de sa bonne santé apparente, Luc coltine un volumineux dossier d'analyses médicales diverses où l'on trouve, soigneusement rangés par ordre chronologique, bilans sanguins élaborés, tests de capacité à l'effort et protocoles radiologiques. L'autopsie de ce dossier de plus d'un kilo frappe par la mise en évidence récurrente d'une élévation du taux de certains globules blancs appelés « éosinophiles » qu'on rencontre en particulier dans les maladies allergiques et chez les porteurs de vers intestinaux. La positivité de ce test ne fait aucun doute : les éosinophiles de Luc culminent occasionnellement à 13 % de ses globules blancs totaux alors que les valeurs normales ne devraient en aucun cas dépasser 3 %. Aucune cause n'a jamais pu être rattachée à cette éosinophilie : les dosages d'immunoglobulines E[3] se sont révélés négatifs et plusieurs recherches de parasites sur les selles n'ont rien montré d'anormal.

Nous sommes donc en présence de trois signes anormaux : une fatigue de longue durée, une diarrhée chronique et une élévation des éosinophiles. Nous devons en chercher d'autres. Trois tests complémentaires vont nous en apprendre davantage : une analyse de selles avec étude de la flore intestinale, un dosage d'immunoglobulines G[4] et un test dit « au lactulose-mannitol » qui mesure la perméabilité de l'intestin. Ces trois tests sont positifs : la flore intestinale est complètement perturbée, avec une prolifération de levures de type « *Candida* », la perméabilité intestinale n'est pas normale et le dosage d'une réaction allergique de type retardé est très nettement positif pour tous les types de lait, pour les fromages, les noisettes, les épinards et les kiwis. C'est maintenant une certitude : Luc souffre d'un syndrome du côlon irritable avec *leaky gut syndrome* et réactions allergiques de type retardé entraînant une fatigue chronique. Le point de départ remonte peut-être à l'appendicectomie, au temps où Luc était encore nourrisson. L'exercice physique intensif auquel il se soumet et les quantités de sucre qu'il ingurgite ne sont certainement pas sans importance.

Tout cela peut paraître bien compliqué à première vue : plusieurs dizaines de pages sont nécessaires pour y trouver les explications. Elles vous attendent !

La premiere partie sera consacrée au fonctionnement normal du tube digestif qu'il est indispensable de connaître pour comprendre les problèmes dont l'intestin peut souffrir.

Vous apprendrez la composition générale des aliments, leur transformation par la mastication, l'acidité de l'estomac, la bile, les enzymes du pancréas et de l'intestin. Vous comprendrez à quel point ces transformations sont importantes pour la bonne assimilation des substances indispensables. Vous verrez à quel point la paroi de l'intestin est fragile.

Vous serez probablement surpris de savoir que votre intestin héberge normalement 100 000 milliards de bactéries qui constituent la flore intestinale et vous rendent des services incroyables : elles entretiennent la paroi de votre intestin, empêchent que s'y développent des microbes dangereux et, tout au long de votre vie, éduquent et maintiennent éveillé votre système immunitaire.

La deuxième partie traitera du syndrome du côlon irritable et des différentes causes qui peuvent entraîner ballonnements, flatulences, crampes intestinales, constipation et diarrhée.

Il y sera question des déséquilibres qui peuvent altérer la flore intestinale normale. On appelle ces déséquilibres des « **dysbioses** ». Celles-ci peuvent être d'origine alimentaire, digestive, infectieuse. Elles peuvent également résulter d'un traitement médical.

Certains troubles intestinaux peuvent aussi provenir d'une allergie (il en existe de plusieurs types que nous décrirons). Vous verrez quels sont les aliments les plus allergisants.

Certains aliments peuvent également déclencher des diarrhées ou autres signes faisant partie du syndrome du côlon irritable sans pour autant faire intervenir des réactions allergiques : on parlera alors plutôt d'intolérances, comme, par exemple, pour le lactose du lait.

Des substances irritantes peuvent également provoquer un tel syndrome : les anti-inflammatoires, les laxatifs irritants, la consommation excessive de boissons alcoolisées.

Vous découvrirez également que, dans certains cas, le syndrome du côlon irritable peut résulter de facteurs qui endommagent l'intestin au point que celui-ci, transformé en passoire, laisse passer des corps étrangers. Des études de plus en plus nombreuses mettent en relation cette situation de *leaky gut* (intestin perméable en français) avec un syndrome de fatigue chronique ou des maladies dites « auto-immunes » : la thyroïdite, la polyarthrite rhumatoïde, le lupus, l'iléite de Crohn...

La troisième partie envisagera les différents tests et examens qui permettent de mettre en évidence les diverses causes de côlon irritable. Nous envisagerons aussi les traitements possibles. Cette partie se terminera par quelques exemples de cas cliniques démonstratifs. De nombreux signes cliniques peuvent orienter le diagnostic : aspect et couleur des selles, présence éventuelle de matériel mal digéré, odeur et abondance des gaz émis, troubles digestifs associés (brûlures d'estomac, éructations, ballonnements...).

Le questionnement se poursuivra par l'historique de l'apparition des symptômes et le rapport éventuel avec la prise d'aliments ou de médicaments irritants, d'antibiotiques... L'alimentation est-elle équilibrée ? Ne contient-elle pas trop de sucres ou trop de viande ? Est-elle suffisamment riche en fibres ? Tous les tests et explorations nécessaires ont-ils été réalisés ? Lesquels choisir ?

Enfin, cette partie évoquera les différents traitements possibles en fonction de la ou des causes : le rééquilibrage de l'alimentation, l'évitement des aliments mal tolérés ou responsables d'allergies, la prescription de médicaments susceptibles d'améliorer une digestion défectueuse ou d'éliminer des germes toxiques ou des levures, la prise de certains aliments ou suppléments contenant des germes qui équilibrent ou renforcent la flore intestinale (on les appelle des probiotiques) et l'évitement, autant que faire se peut, d'éventuelles substances ou médicaments responsables d'une agression de la paroi intestinale.

Nous terminerons par l'étude et la compréhension de quelques cas cliniques vécus.

Un appendice, consacré à l'alimentation optimale terminera l'ouvrage. Sans entrer dans des considérations ultra spécialisées, un aperçu global des caractéristiques d'une alimentation optimale permettra d'établir les bases d'un bon équilibre alimentaire général.

Tout au long de cette histoire, nous reparlerons de notre nouvel ami Luc, véritable musée, à lui seul, du syndrome du côlon irritable. Luc existe. Nous l'avons rencontré récemment. Il va beaucoup mieux.

PREMIÈRE PARTIE

QUAND LE SYSTÈME DIGESTIF VA, TOUT VA

CHAPITRE 1

COMMENT LES ALIMENTS SONT DIGÉRÉS

CROISSANCE, MOUVEMENTS, RESPIRATION, DIGESTION, DÉFENSES vis-à-vis des agressions extérieures, pensées, rêves, vision, audition, mémorisation, douleur ou sensation agréable, toute fonction de notre organisme provient de réactions chimiques. Ces réactions nécessitent de l'énergie qui doit être fournie par des carburants. Ceux-ci sont apportés par les aliments.

Les aliments sont composés de nutriments de trois types : les **graisses** (ou lipides), les **sucres** (ou glucides) et les **protéines**. (Pour des informations plus détaillées sur les différents constituants de l'alimentation, lire page163).

Les deux premiers fournissent l'essentiel de l'énergie nécessaire. Le troisième apporte également de l'énergie utilisable mais surtout des briques de construction utilisées pour la croissance ou pour la reconstruction du matériel usé.

Les graisses sont constituées de gouttelettes plus ou moins grosses de triglycérides (eux-mêmes composés de glycérol et d'aci-des gras). Les glucides peuvent être très petits (sucres simples) ou beaucoup plus gros (amidons). Les protéines, elles aussi plus ou moins volumineuses, sont constituées d'acides aminés attachés les uns aux autres pour former des chaînes de longueur variable. Les **graisses** sont surtout présentes dans le beurre, les huiles, les fromages, la crème et les aliments à partir desquelles ils sont préparés (margarines, mayonnaise et dérivés, pommes frites et chips, sauces plus ou moins grasses...). On trouve aussi des quantités variables de matières grasses sous forme « cachée » dans le chocolat, les biscuits, la crème glacée et les pâtisseries de toutes sortes.

Les **protéines** se trouvent en abondance dans les viandes, les volailles, les poissons, les œufs mais aussi dans les végétaux, en particulier dans les céréales et les légumineuses.

Les **glucides** existent sous forme simple (c'est le cas du sucre courant et des sucres des fruits) ou sous forme complexe, c'est-à-dire sous forme d'amidons, présents dans la farine et ses nombreux dérivés (pain, pâtes, biscuits, gaufres, crêpes, pâtes à pizzas et à pitas...), dans le riz, les pommes de terre, les féculents et les céréales.

Les aliments simples sont rares et la plupart sont constitués d'un mélange de nutriments. Par exemple, la viande contient des protéines, peu de graisses et même de petites quantités de sucres. Les féculents, comme le riz et les pommes de terre renferment surtout des glucides, mais aussi des protéines. Même les légumes et les fruits contiennent de petites quantités de graisse. Il n'existe que quelques aliments purs, comme le sucre qui ne contient qu'un glucide (le saccharose) et l'huile qui ne contient que des lipides.

Le bon fonctionnement des innombrables réactions chimiques dont notre organisme est le siège implique également l'apport, par les aliments, de nombreuses substances qu'il est incapable de fabriquer lui-même. Ce sont les vitamines et les sels minéraux essentiels, quelques acides aminés, deux acides gras et des substances protectrices appelées « antioxydants ».

Les aliments ne sont évidemment pas stériles et sont porteurs de microbes, utiles, inoffensifs ou plus ou moins toxiques. Ils contiennent également une quantité variable de fibres, non digestibles mais néanmoins nécessaires au bon fonctionnement intestinal comme nous le verrons par la suite.

Lipides, glucides, protéines, vitamines, sels minéraux, bactéries et microbes de toutes sortes baignent dans de grandes quantités d'eau fournies par les aliments eux-mêmes et par les boissons.

Qu'elle soit constituée d'aliments simples ou composés, la nourriture fournit des carburants bruts qui doivent subir des transformations complexes les amenant au stade de carburants raffinés. Parcourant le tube digestif, de la bouche à la fin de l'intestin grêle, les produits d'origine animale et végétale vont être ainsi transformés en composés élémentaires qui pourront passer dans la circulation sanguine, c'est-à-dire être assimilés au profit de l'organisme. La transformation des nutriments en molécules assimilables est réalisée par l'action de nombreux enzymes différents qu'on pourrait comparer à des ciseaux[5] spécifiques.

Au fur et à mesure de la progression dans l'intestin, les enzymes « découpent » les gros nutriments en particules de plus en plus petites : c'est le **raffinage** du carburant brut !

Une fois raffinés, l'**assimilation** des nutriments et des substances essentielles est réalisée au niveau de l'intestin grêle. L'eau est résorbée à l'étage inférieur, c'est-à-dire au niveau du gros intestin.

PASSONS À LA PRATIQUE

Vous êtes devant un hamburger de pain garni de viande hachée plutôt grasse et de salade nappée de sauce. Vous avez faim et vous envisagez sérieusement d'avaler ce hamburger géant en l'arrosant d'un grand gobelet de limonade. Voyons comment vous allez raffiner puis assimiler ces aliments.

Le processus de raffinage débute au niveau de la bouche. Mâchez bien : cette étape très importante de la digestion broie les aliments et imprègne les amidons d'un enzyme qui débute leur découpage. En outre, des substances présentes dans votre salive détruisent une partie des microbes.

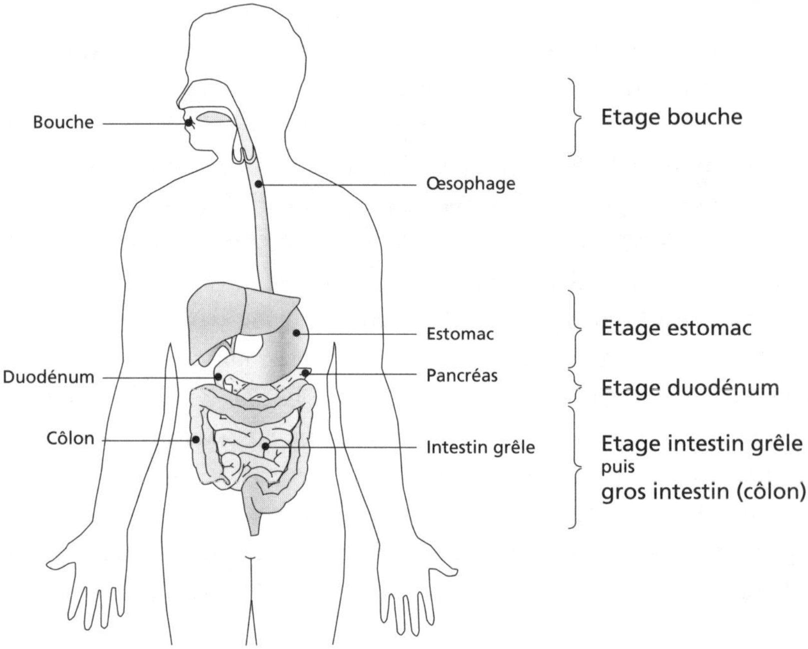

La digestion commence au niveau de la bouche par la mastication. Les aliments sont alors déglutis, descendent rapidement dans l'œsophage et pénètrent dans l'estomac où ils séjournent plus ou moins longtemps. Ils passent ensuite dans le duodénum où ils reçoivent la bile et les enzymes provenant du pancréas. Ils pénètrent alors dans l'intestin grêle où va s'achever la digestion par les enzymes. C'est également au niveau de l'intestin grêle que les nutriments, dont la digestion est maintenant achevée, sont résorbés et passent dans le sang, en même temps que les vitamines et la plupart des sels minéraux. Le chyme passe alors dans le gros intestin (côlon) qui se charge de la résorption de l'eau et de sels minéraux appelés électrolytes.

Les bouchées, une fois déglutices, descendent rapidement dans l'œsophage et aboutissent à l'estomac, organe en forme de poche qui sécrète de l'acide chlorhydrique. Celui-ci attaque les aliments et détruit une grande partie des microbes que vous avez ingérés. Les cellules de l'estomac fabriquent également des enzymes qui s'occupent principalement des protéines présentes dans la viande de votre hamburger.

Les contractions gastriques réalisent aussi un brassage des aliments et, à ce stade, votre hamburger est déjà réduit à l'état d'une bouillie acide appelée **chyme**. Cette bouillie ne pourra quitter votre estomac que quand la digestion des aliments pris lors d'un précédent repas sera suffisamment avancée aux étages inférieurs : votre poche gastrique joue donc un rôle de stockage temporaire et l'action des enzymes de la salive continue à s'exercer dans l'estomac sur la digestion des amidons du pain.

L'estomac se termine par un muscle appelé « pylore » qui, en se relâchant, permet le passage du « hamburger-chyme » et de la grande limonade dans une petite portion de votre intestin appelée « duodénum ». Ce petit tuyau de 25 cm de long est capital pour vos fonctions digestives.

C'est dans le **duodénum** que se déversent en effet, par des canaux extrêmement fins, la bile (provenant du foie) et un liquide bourré d'enzymes, provenant du pancréas.

A ce stade, il reste encore de volumineuses gouttelettes de graisses, de grosses protéines, de grosses molécules d'amidons et des sucres simples provenant de la limonade.

Les différents enzymes issus de votre pancréas « grignotent » alors les grosses protéines (provenant surtout de la viande), les amidons du pain (ils ne sont que très incomplètement « découpés » par les enzymes de la salive) et les sucres simples de la limonade. La tâche est plus malaisée pour les enzymes chargés d'attaquer les graisses de la viande et de la sauce qui garnit le hamburger : ils sont en effet confrontés à d'énormes gouttelettes dont la surface d'attaque est relativement peu importante. C'est ici qu'intervient la bile qui, par émulsion, va disperser ces grosses gouttelettes en gouttelettes

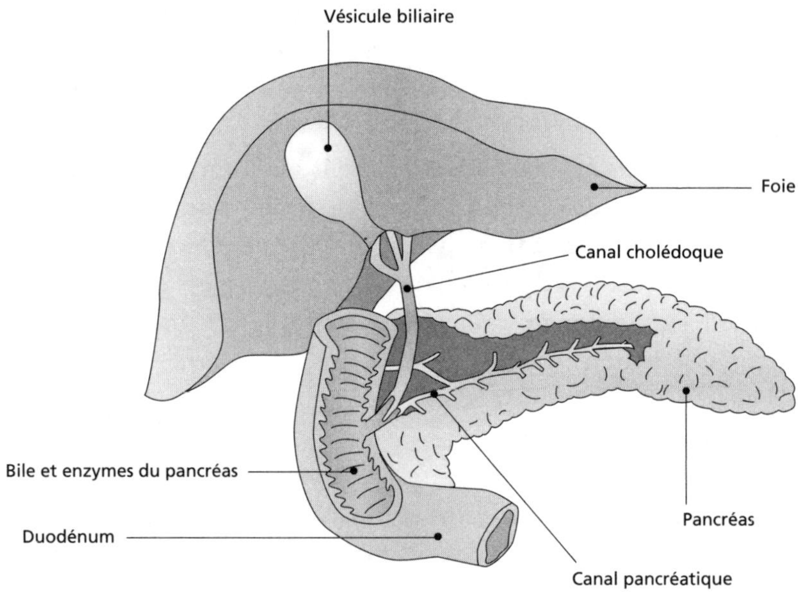

Juste après l'estomac, les aliments passent dans le duodénum où sont déversés la bile et le suc pancréatique. Ce dernier contient une grande quantité d'enzymes spécifiques qui vont découper les grosses molécules de glucides, de lipides et de protéines.

microscopiques, accroissant ainsi considérablement la surface sur laquelle les enzymes chargés du découpage des triglycérides peuvent agir.

Le chyme débouche alors dans un gigantesque couloir appelé intestin grêle. Attardons-nous dans ce couloir dont l'importance est capitale. C'est en effet ici que va s'achever la digestion de votre « hamburger-chyme » mais aussi avoir lieu la résorption des substances nutritives qu'il contient.

APRÈS LE RAFFINAGE, L'ASSIMILATION

Votre intestin grêle est un tuyau de six mètres de long, dont la paroi est constituée de plusieurs couches faites de muscles et de diverses enveloppes d'épaisseur variable.

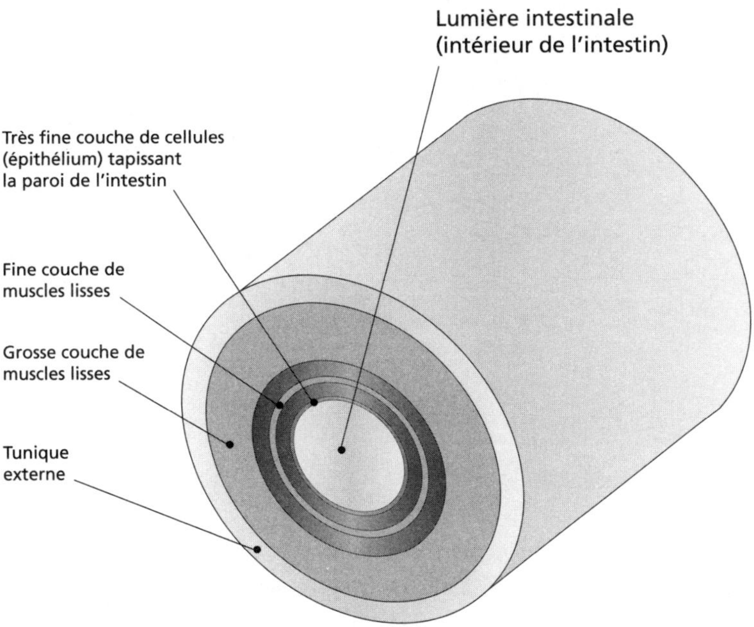

L'intestin est fait d'épaisses couches de tissus de soutien et de muscles lisses (non commandés volontairement). La paroi interne, en contact avec le chyme, est tapissée d'une paroi extrêmement fine, appelée épithélium, constituée d'une seule couche de cellules grâce auxquelles s'effectuent les dernières étapes de la digestion puis la résorption des nutriments « raffinés ».

Dans un premier temps, pour bien comprendre la suite, intéressons-nous non pas à la structure du tuyau intestinal tout entier, mais essentiellement à son tapissage interne, c'est-à-dire à la très fine couche en contact avec votre « hamburger-chyme ».

Pénétrons dans votre intestin.

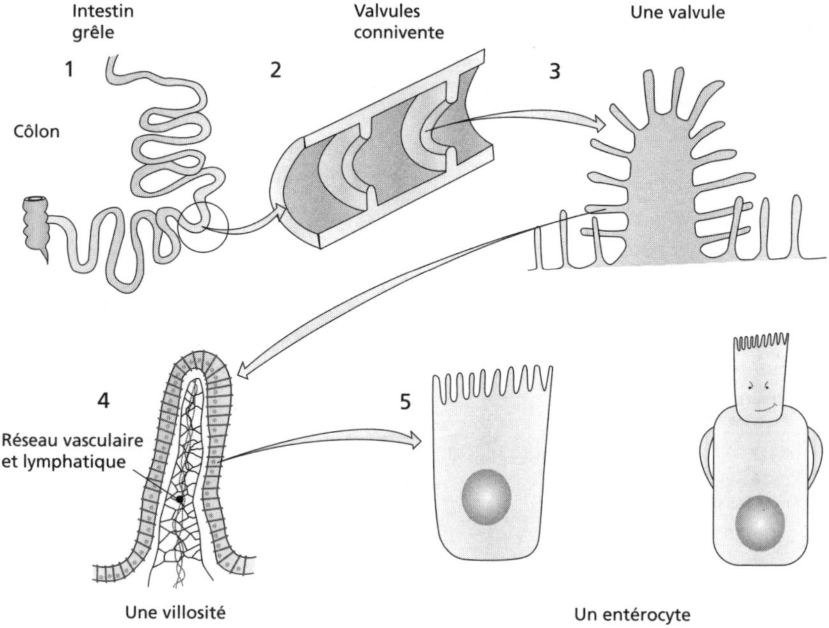

Le dessin 1 montre l'intestin grêle, débouchant dans le gros intestin (côlon). Si on ouvre l'intestin, on voit à l'œil nu de gros replis appelés valvules conniventes (2). Les valvules et les intervalles entre elles sont tapissés de replis appelés « villosités » d'environ 1 mm de haut qui donnent à la paroi intestinale l'aspect d'une moquette (3). Si on observe au microscope une villosité, c'est-à-dire un « poil » de cette moquette, on voit qu'elle est constituée d'un axe dans lequel circulent vaisseaux sanguins et lymphatiques et qu'elle est revêtue de cellules (4). A plus fort grossissement, on distingue chacune de ces cellules appelées « entérocytes » et, grâce à un microscope électronique très puissant, on remarque que chaque cellule est revêtue de minuscules prolongements appelés « microvillosités », en contact avec le chyme (5). Les entérocytes mesurent approximativement 4/100 de mm de haut. Dorénavant, nous représenterons les entérocytes par de petits personnages couverts d'un chapeau à plumes. Celles-ci figurent les microvillosités.

L'intestin est un tuyau épais présentant de gros replis sous forme de saillies[6]. Ce tuyau est entièrement revêtu d'une structure évoquant une moquette qui donne à la paroi un aspect velouté dû à des « poils » de moins d'un millimètre de haut – les villosités intestinales. L'ensemble de ces poils s'appelle judicieusement « bordure en brosse ». Utilisons maintenant un microscope pour examiner ces poils ; nous verrons alors que chacun d'eux est revêtu d'une couche de cellules appelées entérocytes.

Cette couche mesure à peine 4/100 de mm d'épaisseur. En dessous, nous trouvons un tissu de soutien parcouru par d'innombrables vaisseaux sanguins microscopiques.

Regardons maintenant au travers d'un microscope encore plus puissant et nous verrons que le sommet de chaque entérocyte est revêtu d'une structure évoquant un chapeau de plumes. Faisons alors appel à un mathématicien qui pourra calculer la surface de la paroi de ce long tuyau : en additionnant la surface des gros replis, celle des poils du tapis plain et celle des « plumes » des entérocytes, ces savants calculs donneront pour résultat une surface énorme équivalente à celle de deux terrains de tennis[7] !

L'**intestin grêle** représente donc une zone gigantesque où s'achèvera votre digestion et c'est à travers elle que vont être sélectionnées les substances qui pénétreront dans votre organisme, c'est-à-dire, de façon sélective, les carburants raffinés et les substances nutritives essentielles. Le problème de cette surface est qu'elle est très fragile ; d'une part par sa minceur (insistons sur les 4/100 de mm), d'autre part par la durée de vie très limitée des entérocytes qui la tapissent.

Il faut en effet savoir que la majorité des cellules de votre organisme meurent et se renouvellent et que celles qui tapissent vos deux terrains de tennis intestinaux ont une durée de vie particulièrement courte, de l'ordre de deux ou trois jours tout au plus. Chaque minute, 100 millions de cellules mortes tombent ainsi dans votre intestin et se mélangent au chyme[8].

Comme pour chaque cellule de notre organisme, le fonctionnement des entérocytes nécessite l'apport de carburants énergétiques.

Nous avons vu que l'énorme majorité des cellules tirent leur énergie du sucre (le glucose) et des graisses (les acides gras) circulant dans le sang.

Les entérocytes utilisent un carburant particulier appelé glutamine, acide aminé fourni directement par les protéines présentes dans le chyme.

Nous verrons plus loin que ce qui peut n'apparaître que comme un détail, peut avoir des conséquences importantes sur le fonctionnement de l'intestin dont la fourniture d'énergie dépend, pour une part importante, de la qualité des protéines fournie par l'alimentation.

Revenons à votre repas. Avant de pénétrer dans l'intestin grêle, hamburger et limonade ne sont que prédigérés mais imprégnés des enzymes provenant du pancréas. Ceux-ci continuent à agir dans votre intestin grêle jusqu'au moment où le chyme n'est plus composé que de très petits morceaux de protéines[9], de particules de graisses[10] et de sucres simples[11] ou de glucides à chaîne courte[12]. C'est maintenant au tour de vos entérocytes et de leur chapeau à plumes de peaufiner la digestion en découpant ces dernières molécules en particules élémentaires qui seront assimilées en même temps que les vitamines et les sels minéraux.

Grâce à des enzymes fabriqués par les entérocytes, les carburants pré raffinés vont subir le dernier stade du raffinage. Les derniers morceaux de protéines sont réduits en acides aminés, les derniers morceaux de glucides en sucres simples[13] et les dernières particules de graisses en acides gras.

Acides aminés, sucres simples et acides gras sont alors assimilés par les entérocytes et passent dans la circulation sanguine[14] : ils sont à présent à l'intérieur de votre organisme.

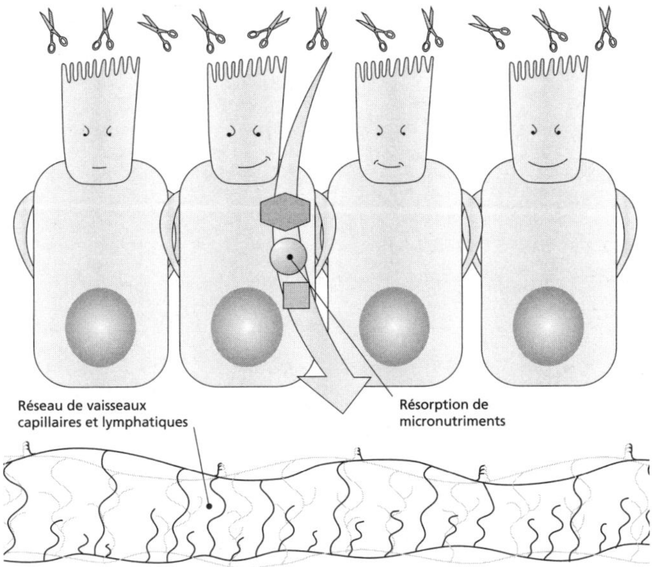

Les entérocytes sont pourvus d'enzymes (représentés par les petits ciseaux) qui achèvent la digestion, c'est-à-dire le découpage des nutriments, jusqu'au stade où ils peuvent être assimilés par les entérocytes, puis passer dans le réseau de très fins vaisseaux sanguins situés juste en dessous. Il faut noter que les entérocytes sont soudés entre eux par une sorte de ciment (représenté par les bras) qui empêche pratiquement le passage de toute substance.

NE RESTE PLUS QU'À RÉCUPÉRER L'EAU

Le chyme poursuit son chemin et pénètre alors dans le **gros intestin** (le côlon) qui décrit une forme de cadre d'une longueur totale de près d'un mètre cinquante.

Le gros intestin débute par le côlon ascendant qui remonte dans la partie droite de l'abdomen, se poursuit horizontalement par le côlon transverse et redescend dans la partie gauche du ventre par une portion appelée côlon descendant. Suit alors une boucle appelée sigmoïde qui se poursuit par l'ampoule rectale qui débouche à l'anus.

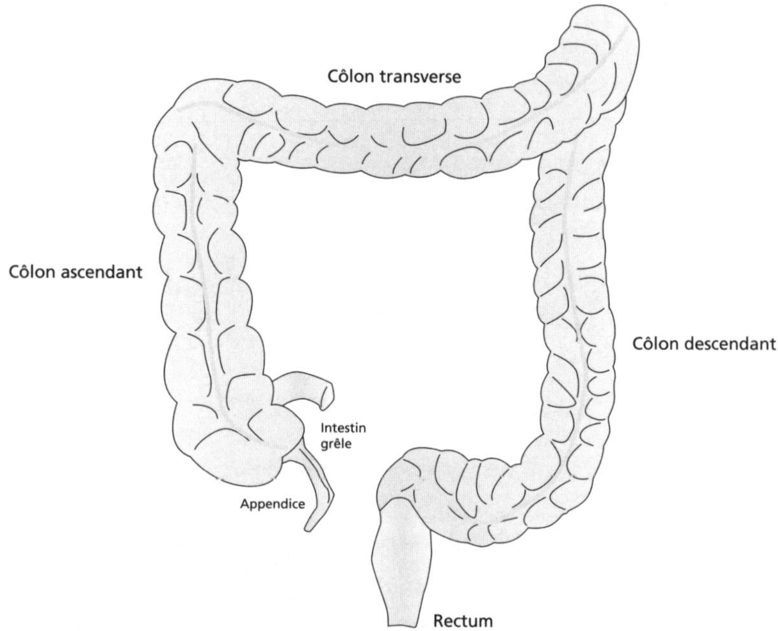

L'architecture du gros intestin est bien différente de celle de l'intestin grêle ; ici, le système de multiplication de surface disparaît dans la mesure où les nutriments sont maintenant digérés et assimilés.

La tâche principale du gros intestin est de résorber l'eau. Une fois cette tâche terminée, il ne restera plus du chyme que des selles qui seront expulsées.

TOUT AU LONG DU TUBE DIGESTIF, UN SYSTÈME MUSCULAIRE COMPLEXE

Le parcours des aliments dans le tube digestif, de la déglutition du bol alimentaire jusqu'à la progression du chyme dans l'intestin et l'émission de selles résulte de contractions musculaires extrêmement complexes. Deux types de muscles interviennent : des muscles lisses, à composante autonome (vous ne les contrôlez pas volontairement) et des muscles striés, à composante volontaire. Les muscles striés sont situés uniquement aux deux extrémités du tube digestif : en haut, ils permettent d'avaler volontairement les aliments ; en bas, ils assurent le contrôle du sphincter dont le relâchement permet l'évacuation des selles.

Entre les deux extrémités du tube digestif, des muscles dits « lisses », à composante non volontaire, assurent la propulsion et le brassage du contenu intestinal (voir page 27). Les mouvements de brassage permettent le malaxage du contenu intestinal et favorisent ainsi le mélange du chyme avec les différents enzymes et le contact avec les surfaces d'absorption. Les mouvements de propulsion assurent la progression du bol alimentaire et sont synchronisés par des informations extrêmement complexes, électriques et hormonales.

Les informations électriques sont transmises par un réseau de nerfs ; les informations hormonales sont données par des substances circulant par la voie sanguine. Tous ces signaux dépendent d'informations qui renseignent en permanence sur le stade de digestion au niveau des différents étages digestifs, supérieurs et inférieurs. Le système nerveux autonome est également modulé par des signaux, à caractère non volontaire, provenant du cerveau ; c'est ainsi que des émotions peuvent influencer le transit intestinal.

Dans les conditions normales, des influx nerveux prennent naissance au niveau du gros intestin et entraînent des contractions des muscles lisses. Elles se produisent à raison d'une contraction toutes les trente minutes environ et permettent un brassage du contenu. Par ailleurs, des mouvements de masse entraînent la propulsion du bol fécal par contraction de longs segments, à raison de trois ou quatre contractions par jour.

Ces contractions sont plus ou moins ressenties mais n'entraînent aucune douleur dans les conditions physiologiques. Elles finissent par être à l'origine du ressenti du besoin d'aller à la selle. Nous avons vu dans l'introduction quelles en sont les caractéristiques.

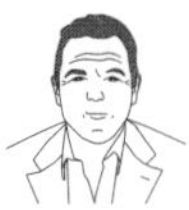

L'alimentation de notre ami Luc est relativement bien équilibrée. Il consomme de la viande maigre (mais pas trop), un ou deux fruits par jour et beaucoup de légumes (qui lui assurent de bons apports en antioxydants[15]), pas trop de graisses et de bons féculents. Néanmoins, Luc déteste le poisson (ce qui est facheux car nous verrons que certains poissons apportent de précieuses graisses appelées « oméga 3 ») et mange beaucoup de sucreries : chocolat, barres énergétiques et biscuits de toutes sortes font partie de son quotidien. Il boit aussi plus d'un litre de jus de fruits par jour. Bien sûr, compte tenu de sa pratique intensive de la course à pied, son alimentation n'a aucun retentissement sur son poids : Luc est mince.

CHAPITRE 2

L'INTESTIN : NOTRE PREMIER ORGANE IMMUNITAIRE

Savez-vous que votre organisme adulte est constitué approximativement de 10 000 milliards de cellules ? Ce nombre faramineux n'est rien en comparaison de la population microbienne que vous hébergez dans vos orifices : bouche, narines, conduits auditifs, trachée, poumons, vagin, méat urinaire et tube digestif sont autant de logements en contact avec le monde extérieur qui abritent au chaud et dans un climat humide une population considérable de bactéries. Ces bactéries ne sont pas nocives, au contraire : en échange du gîte que vous leur offrez, elles vous rendent bien des services.

Votre intestin est, de très loin, le champion des chambres d'hôte : il renferme en effet 100 000 milliards de bactéries pesant, au total, plus de 2 kg et constituant la flore intestinale (ou flore commensale[16]). Ce chiffre inimaginable, dix fois supérieur à celui de la totalité des cellules de l'organisme, s'explique par le fait que les bactéries sont bien plus petites que les cellules. Les bactéries sont néanmoins des organismes vivants qui, ensemble, jouent le rôle d'un véritable « organe » irremplaçable, établi en écosystème[17] et produisant, grâce à d'innombrables réactions chimiques, des substances bénéfiques à votre organisme. L'intérêt pour cet « organe », appelé « flore intestinale » est récent mais fait l'objet d'études et de publications à un rythme exponentiel.

La flore intestinale est composée de plus de 500 espèces différentes de bactéries, réparties en niches tout au long du tube digestif. Le nombre de bactéries de la flore intestinale va croissant au fur et à mesure que l'on descend dans l'intestin.

Peu nombreuses au niveau de l'estomac où l'acidité due à l'acide chlorhydrique est peu compatible avec la vie, on en dénombre, dans les conditions normales, de **10 à 10 000** par millilitre de chyme au niveau du duodénum et de l'intestin grêle et de **10 à 10 000 milliards** pour la même quantité de chyme au niveau du gros intestin.

Comme nous l'avons vu, les cellules de l'organisme tirent l'essentiel de leur énergie des sucres (ou plus exactement des glucides) et des graisses (ou plus exactement des acides gras) par des réactions chimiques qui font intervenir l'oxygène que l'on respire[18]. Comme c'est le cas de tout organisme vivant, les bactéries que vous hébergez ont évidemment aussi besoin d'énergie qu'elles trouvent dans les aliments et dans les fibres alimentaires (que vos enzymes sont incapables de digérer).

Contrairement aux cellules de votre organisme, la plupart des bactéries de la flore intestinale vivent en l'absence d'oxygène[19]. La flore dite « dominante » représente environ 90 % de la flore totale et, chose très importante pour la compréhension de la suite, se subdivise en deux grandes catégories en fonction des nutriments dont elles se nourrissent.

On distingue une flore dite de **fermentation**[20] qui tire son énergie des sucres (ou plus exactement des glucides) et une flore dite de **putréfaction**[21] qui utilise les protéines. La différence n'est toutefois pas absolument tranchée et bon nombre de bactéries utilisent peu ou prou plusieurs sources d'énergie.

En principe, la flore de fermentation est plus représentée dans la partie ascendante du côlon, tandis que la flore de putréfaction est plus importante dans la partie descendante (voir page 32).

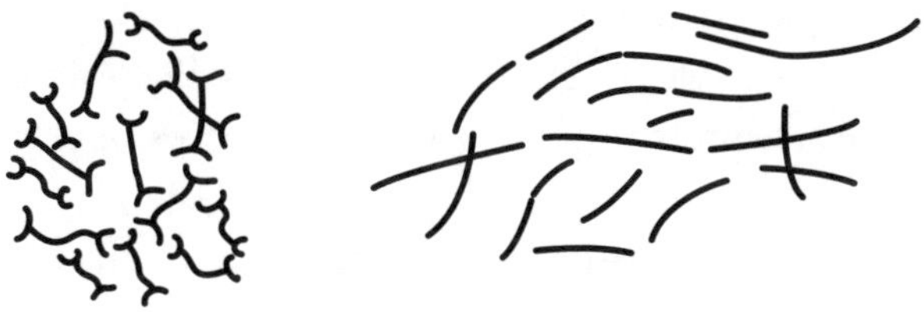

Deux des principales bactéries de la flore dominante : les lactobacilles et les bifidobactéries.

UNE QUESTION D'ÉQUILIBRE

Il n'existe pas de bonnes ou de mauvaises bactéries vivant dans l'intestin dont le fonctionnement est normalement harmonieux ; la flore intestinale normale est constituée de colonies en équilibre et seul cet équilibre assure des fonctions optimales se traduisant par une véritable symbiose[22] avec l'organisme entier, sans parasitisme aucun.

Dans la flore intestinale, on trouve également des bactéries potentiellement pathogènes[23] et des levures susceptibles d'entraîner différents dégâts intestinaux, voire même à l'échelle de l'organisme entier mais, si tout va bien, ces microorganismes restent quiescents dans la mesure où les bactéries de la flore dominante « occupent la place » et empêchent la prolifération des pathogènes.

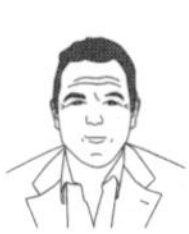

Nous verrons que la flore intestinale de Luc est complètement perturbée et qu'on trouve dans son intestin une prolifération importante de levures.

COMMENT CES BACTÉRIES NOUS PROTÈGENT

La protection apportée par les bactéries de la flore intestinale est assurée de différentes manières. D'une part, des bactéries non pathogènes se fixent sur la paroi de l'intestin et empêchent ainsi les pathogènes de prendre des points d'ancrage. D'autre part de nombreuses espèces sécrètent des substances bactéricides, sortes d'antibiotiques naturels qui détruisent les espèces potentiellement dangereuses.

Mais les effets bénéfiques des bactéries de la flore dominante ne se limitent pas à empêcher la prolifération de germes qui pourraient nous nuire. En effet, outre ce rôle capital, elles neutralisent des substances nocives présentes dans l'intestin, comme l'ammoniaque et certaines toxines. Elles produisent également des enzymes et favorisent l'activité de ceux produits par les entérocytes (souvenez-vous de ces cellules coiffées d'un chapeau à plumes) ; les bactéries intestinales jouent donc un rôle dans la digestion.

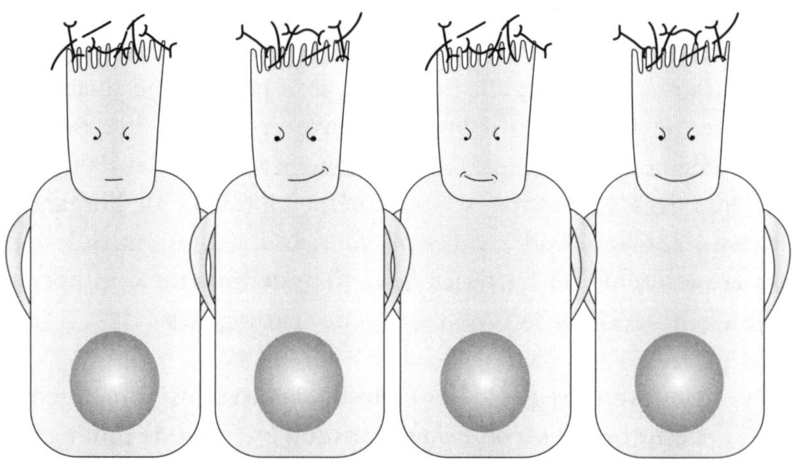

Les bactéries de la flore intestinale se fixent sur la paroi de l'intestin. Elles « occupent la place » et empêchent ainsi les pathogènes de prendre des points d'ancrage sur la paroi intestinale. Elles produisent des substances bactéricides, neutralisent des substances toxiques, produisent des vitamines et des carburants des cellules du gros intestin (colonocytes) sous forme d'acides gras.

De plus, elles constituent un véritable atelier de production de vitamines dont la vitamine K, indispensable à la coagulation du sang et de nombreuses vitamines du groupe B. Ce n'est pas tout, loin s'en faut.

Nous avons vu précédemment que les cellules qui tapissent votre intestin grêle – les entérocytes – utilisent un carburant particulier appelé glutamine, provenant directement des protéines que vous mangez (voir page 30).

Les cellules du gros intestin, quant à elles, utilisent des graisses, ou plus exactement des acides gras[24] comme source énergétique. Ceux-ci sont produits par les très nombreuses bactéries résidant dans le côlon, aussi bien celles de fermentation que celles de putréfaction. En outre, ces acides gras stimulent les mouvements de brassage et de propulsion dont l'intestin est le siège (nous en avons déjà parlé) et favorisent l'apoptose (c'est-à-dire la mort) d'éventuelles cellules cancéreuses naissantes.

Enfin, la flore intestinale joue un rôle capital dans les mécanismes de défenses immunitaires qui vous permettent de combattre les agressions extérieures.

Pour comprendre ce point important, il faut savoir que votre organisme est pourvu de plusieurs organes dits « lymphoïdes » capables de produire des anticorps qui ont pour rôle de détruire les corps étrangers, les bactéries et les virus ennemis.

Ces organes lymphoïdes sont représentés par le thymus (dont l'activité diminue fortement dès les premières années de vie), la rate, la moelle osseuse, les ganglions, certaines cellules circulant dans le sang et, aussi et surtout, **l'intestin grêle** qui renferme, à lui seul, plus de la moitié de la masse de tissu lymphoïde total de l'organisme[25].

L'intestin n'est donc pas seulement un organe de digestion et d'absorption mais aussi un organe immunitaire majeur : pas de bonne immunité sans un intestin en bon état !

COMMENT S'ORGANISENT NOS DÉFENSES IMMUNITAIRES AU NIVEAU DE L'INTESTIN

Revenons à l'anatomie de l'intestin grêle dont nous n'avons envisagé jusqu'ici que la très fine paroi de 4/100 de mm d'épaisseur qui tapisse sa surface intérieure.

Plus en profondeur, dans l'épaisseur du « tuyau », se trouvent en effet des cellules appelées lymphocytes, de plus en plus nombreuses au fur et à mesure que l'on descend tout au long de l'intestin grêle. Ces cel-

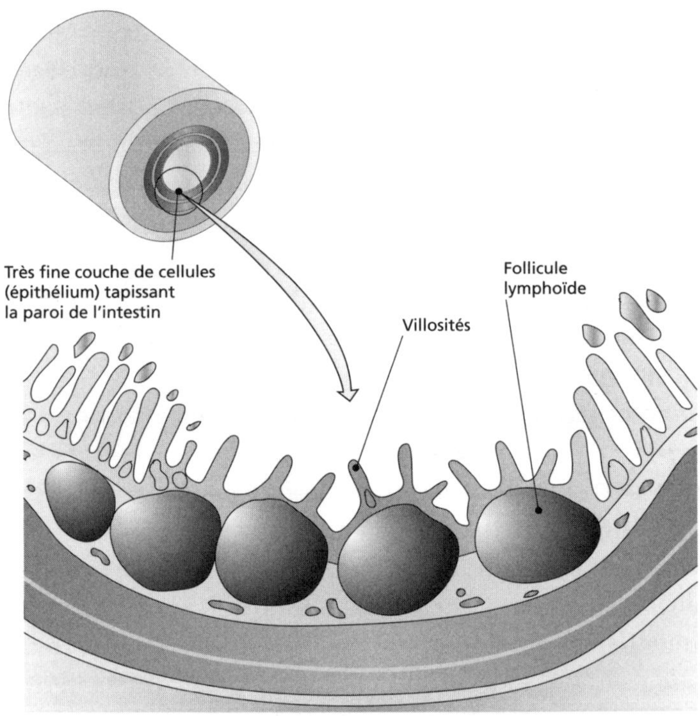

Entre la couche superficielle tapissée d'entérocytes (épithélium) et une fine enveloppe de muscles, des cellules appelées « lymphocytes » se regroupent sous forme d'îlots appelés « follicules lymphoïdes » qui, eux-mêmes, confluent en plaques, plus bas dans l'intestin grêle.

lules se regroupent sous formes d'îlots de plus en plus volumineux pour finalement confluer sous forme de plaques[26] de plusieurs centimètres de long, particulièrement dans la seconde partie de l'intestin grêle. Ces organes lymphoïdes disparaissent au niveau du gros intestin.

Attardons-nous sur ces réactions de défense immunitaire dont notre organisme est capable grâce aux organes lymphoïdes. Certaines sont innées (elles existent dès la naissance), d'autres sont acquises par la suite.

Au niveau de l'intestin, l'**immunité innée** constitue une première ligne de défense élémentaire. Des récepteurs situés sur les cellules de la paroi intestinale[27] permettent de repérer certaines fractions communes à des micro-organismes pathogènes ou potentiellement pathogènes (bactéries, virus, levures). Ces fractions sont dès lors perçues comme des corps étrangers et entraînent la libération de substances tueuses[28] et de substances provoquant une inflammation défensive.

L'**immunité acquise** ne vient qu'après la naissance, suite aux contacts successifs avec des corps étrangers ou des micro-organismes vivants. Ces éléments étrangers, appelés « **antigènes** » sont susceptibles de provoquer une réaction beaucoup plus sophistiquée que lors de l'immunité innée, par la production de substances spécifiques appelées « **anticorps** ».

Dans les conditions harmonieuses, une immunité se mettra progressivement en place mais des réactions violentes sont susceptibles de provoquer des allergies plus ou moins sévères[29] ; nous en reparlerons dans la partie suivante, consacrée aux pathologies.

Limitons-nous à décrire l'étonnant mécanisme immunitaire de protection de la paroi (la muqueuse) intestinale. Revenons à l'anatomie de l'intestin grêle, dans la zone où se trouvent les grandes plaques lymphoïdes dont nous venons de parler. A cet endroit, intercalées entre les entérocytes se situent de-ci de-là des cellules sans chapeau appelées **cellules M**, qui absorbent des corps étrangers et des micro-organismes constituant des antigènes. Elles échantillonnent alors ces antigènes et les présentent aux lymphocytes situés plus en profondeur. Les lymphocytes en question notent alors l'information

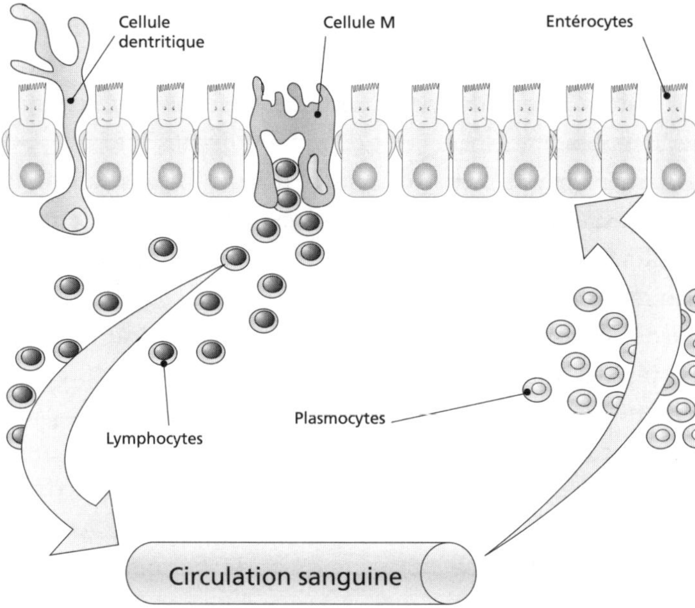

Mécanisme de production d'anticorps locaux (IgA) au niveau de la paroi de l'intestin (muqueuse) en contact avec le chyme.

qui leur a été présentée et quittent l'intestin. Ils voyagent d'abord dans la circulation lymphatique qui rejoint la circulation sanguine et s'en vont ainsi décrire un périple dans l'organisme. Ils s'y transforment, deviennent des plasmocytes capables de fabriquer des anticorps[30] et reviennent précisément au niveau des zones de la muqueuse intestinale à l'origine de l'information[31]. Là, les cellules de la muqueuse intestinale modifient ces anticorps fabriqués par les plasmocytes et les projettent au contact des antigènes pour les neutraliser et les détruire.

D'autres cellules nommées **cellules dendritiques**, également situées entre les entérocytes, agissent d'une façon un peu différente : elles sont munies de bras (un peu comme ceux d'une pieuvre) qui s'insinuent entre les entérocytes et captent le matériel antigénique qu'elles présentent également aux lymphocytes.

DES DÉFENSES IMMUNITAIRES QUI S'ACQUIÈRENT PROGRESSIVEMENT...

Vous n'avez pas toujours bénéficié de ces réactions immunitaires extrêmement sophistiquées. Vous étiez en effet un bébé axénique, c'est-à-dire dépourvu de flore bactérienne comme tous les bébés du monde. A la naissance, vous n'aviez pas de flore intestinale et votre tissu lymphoïde intestinal n'existait encore qu'à l'état d'ébauche, réduit à quelques malheureux lymphocytes parsemant votre intestin grêle. C'est grâce à la présence progressive de bactéries intestinales que votre système immunitaire va se mettre en place, en principe harmonieusement.

Flore intestinale et système immunitaire intestinal se développent simultanément ; au fur et à mesure de vos contacts buccaux, alimentaires ou autres, des microbes s'installent progressivement dans l'intestin, agissent comme des corps étrangers, (c'est-à-dire des antigènes), stimulent progressivement vos lymphocytes et entraînent leur multiplication. C'est ainsi que l'immunité spécifique s'installe progressivement en fonction des antigènes rencontrés et que la présence des bactéries intestinales va moduler le système immunitaire et établir progressivement une tolérance vis-à-vis des antigènes alimentaires. On peut d'ailleurs mettre en évidence chez les bébés la présence dans le sang d'anticorps anti-aliments[32] avec un pic vers l'âge de huit mois pour diminuer progressivement par la suite et disparaître vers l'âge d'un an.

De façon imagée, les bactéries qui colonisent progressivement l'intestin après la naissance « éduquent » progressivement le système immunitaire !

... AVEC PARFOIS DES ACCIDENTS DE PARCOURS

Il se peut néanmoins que surviennent des accidents de parcours lorsqu'il existe chez le nourrisson une prédisposition particulière appelée « **terrain atopique** ». Dans ce cas apparaissent des allergies qui se manifestent généralement, d'abord au niveau de la peau sous forme d'eczéma (dit « atopique »), puis au niveau du système respiratoire sous forme de crises d'asthme. Si les manifestations cutanées sont le plus souvent transitoires, les allergies respiratoires sont souvent malheureusement plus durables.

Quoi qu'il en soit, la maturation du système immunitaire nécessite des stimulations constantes par les microbes de la microflore. C'est ainsi que les enfants « trop propres » des pays industrialisés développeraient plus facilement des manifestations allergiques. En 1998, déjà, le *New Scientist* titrait un article *Give us this day our daily germs* et, en 2002, le très réputé *New England Journal of Medecine*, dans un article qui a fait grand bruit, caricaturait en proclamant que « manger de la poussière ou déménager dans une ferme constituent les meilleures recommandations pour prévenir l'asthme ». Il faudrait en faire part aux mysophobes et aux micromiophobes (respectivement personnes qui ont la phobie de la poussière et des microbes).

D'autres études mettent en évidence le fait que l'accroissement de la fréquence des manifestations allergiques dans les pays industrialisés pourrait s'expliquer en grande partie par le raccourcissement, voire l'absence de la période d'allaitement maternel, la prise précoce d'antibiotiques, les modifications de l'alimentation et l'amélioration des conditions d'hygiène.

Par ailleurs, on a pu montrer que la fréquence des atopies cutanées et de l'asthme augmente à l'âge de six ans et se poursuit au-delà lorsque le lait de vache est introduit dans l'alimentation et remplace l'allaitement au sein avant l'âge de quatre mois.

Ceci dit, d'une mastication défectueuse à une insuffisance en enzymes digestifs, d'un excès de consommation de sucre à une surconsommation de viande, d'un déséquilibre de la flore intestinale à un trouble immunitaire de nature allergique, d'une irritation intestinale d'origine médicamenteuse à une intolérance alimentaire (bien différente d'une allergie, comme nous le verrons), des causes multiples sont susceptibles d'altérer le fonctionnement normalement harmonieux du tube digestif qui peut être perturbé au niveau de chacune de ses fonctions et donner lieu, plus ou moins précocement, à des manifestations de côlon irritable. Nous envisagerons ces perturbations dans la partie suivante.

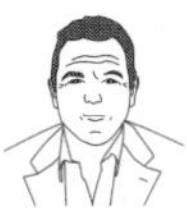

Nous pouvons émettre l'hypothèse que Luc n'a jamais eu de sa vie une flore intestinale normale. L'intervention chirurgicale pour une appendicite à l'âge d'un an à peine constitue en effet une agression majeure de l'intestin et s'est très certainement accompagnée d'un important traitement par antibiotiques. Ceux-ci étaient évidemment indispensables pour éviter ou traiter l'infection mais, comme nous le verrons plus loin, sont également susceptibles de détruire plus ou moins complètement la flore intestinale à un âge où celle-ci est en voie d'équilibre. De ce fait, l'installation d'une immunité harmonieuse a probablement été compromise. Cette hypothèse peut être corroborée par le fait que les selles de notre ami n'ont pratiquement jamais été normales et que les épisodes de fatigue dont il souffre remontent à la prime enfance. Celle-ci est d'ailleurs émaillée d'épisodes infectieux répétés (rhumes, otites, angines, bronchites... qui ont, à leur tour, entraîné autant de traitements par antibiotiques !).

DEUXIÈME PARTIE

LES 7 CAUSES DU CÔLON IRRITABLE

COMME NOUS L'AVONS VU L'ÉMISSION DES SELLES RÉSULTE DE contractions de muscles situés au cœur de la paroi intestinale. Rappelons que ces muscles, dits « lisses » ne sont pas commandés volontairement. Leur contraction provient de stimulations qui prennent naissance à certains endroits de la paroi intestinale, au niveau de « pacemakers » où naissent des courants électriques. Ces stimuli se produisent de façon régulière et provoquent ainsi les contractions musculaires qui entraînent les mouvements de brassage et de propulsion.

Les muscles lisses de la paroi intestinale sont également stimulés, dans les conditions normales, par des influx électriques nerveux et par des hormones circulant dans le sang. Ces signaux interagissent entre eux et modulent les contractions musculaires, notamment en fonction du niveau d'avancement de la digestion.

Les muscles lisses sont également influencés par des informations provenant de systèmes cérébraux qui ne font pas intervenir le cortex et sont donc indépendantes de la volonté. C'est ainsi qu'une situation stressante peut entraîner rapidement des contractions intestinales qui accélèrent le transit et provoquent une diarrhée. L'émission des selles est contrôlée par l'action d'un sphincter constitué de muscles d'un autre type, appelés « muscles striés » dont la commande est volontaire, provenant du cortex cérébral.

Rappelons aussi le rôle favorable, sur les contractions intestinales, des acides gras à chaîne courte produits par les bactéries de la flore intestinale. Par ailleurs, nous avons également vu que les selles normales sont constituées de fibres non comestibles, de bactéries de la flore, de débris de cellules mortes provenant de la paroi de l'intestin, de résidus de la bile et d'eau.

QUAND LES SELLES NE SONT PLUS NORMALES

L'eau représente 60 à 80 % du volume des selles ; il s'agit de la part hydrique qui n'a pas été résorbée par le gros intestin. Si le transit intestinal est accéléré, les selles sont plus liquides et donnent lieu à une diarrhée. Si le transit est ralenti, comme c'est le cas lors d'une constipation, les selles sont desséchées.

En effet, à la suite de phénomènes irritatifs, infectieux, inflammatoires ou nerveux (stress, anxiété...), les contractions musculaires peuvent être exacerbées et le transit est alors accéléré, la résorption d'eau est moins importante et les selles sont plus ou moins fréquentes, pâteuses, défaites, voire liquides ; on parle dès lors de diarrhée.

Au contraire, la constipation se caractérise par l'émission de selles anormalement peu fréquentes (moins de trois à quatre fois par semaine). Elle peut provenir d'un manque de tonus plus ou moins important des muscles lisses, avec ralentissement du transit, selles relativement déshydratées et généralement dures. Cette situation résulte de causes diverses : sédentarité, insuffisance d'apports liquidiens, perturbations diverses du réflexe de défécation (le plus souvent par évitement d'aller à la selle lorsque le besoin s'en fait sentir, par abus de laxatifs avec phénomènes d'accoutumance ou suite à des lésions anales ou à la présence d'hémorroïdes).

La constipation peut aussi, au contraire, provenir d'une spasticité excessive : le résultat peut être le même, que l'intestin se contracte mal ou trop.

Dans ce cas, on assiste souvent à une phase plus ou moins longue sans émission de selles suivie d'une phase diarrhéique. Cette situation d'alternance de constipation et de diarrhée se rencontre fréquemment lors du syndrome du côlon irritable.

Constipation ou diarrhée s'accompagnent parfois de douleurs d'intensité variable sous forme de crampes pouvant aller jusqu'à des coliques très douloureuses.

Lors du côlon irritable, ces douleurs résultent de spasmes musculaires intestinaux et, souvent, de la distension de la paroi de l'intestin par des gaz.

En effet, dans les conditions tout à fait normales, des gaz sont produits en quantités modérées par les réactions de fermentation et de putréfaction de la flore intestinale. Lorsque ces réactions sont exacerbées, les gaz produits de façon importante amènent des phénomènes d'aérocolie (air dans le gros intestin) avec flatulences, caractérisées par l'émission de gaz fréquents, parfois accompagnées de ballonnements, de spasmes ou d'inconfort abdominal par distension de l'intestin.

Insistons sur le fait que devant toute apparition d'une diarrhée ou d'une constipation, la consultation médicale s'impose.

LE CÔLON IRRITABLE, QU'EST-CE QUE C'EST ?

C'est à votre médecin qu'incombe de diagnostiquer une intoxication alimentaire, une maladie infectieuse, parasitaire, une pathologie organique (tumeur bénigne ou maligne, maladie de Crohn, rectocolite hémorragique...), un problème endocrinien (problème thyroïdien, par exemple), des causes neurologiques, une pancréatite...

Cette liste est loin d'être exhaustive. Une batterie de tests allant du bilan sanguin aux examens coprologiques (examen des selles au microscope), radiologiques ou échographiques peut s'avérer nécessaire lorsque les symptômes persistent en dépit du traitement initial. Seul le praticien peut instaurer ce traitement dès l'apparition des symptômes et mener à bien l'exploration complémentaire qu'il jugerait nécessaire.

Néanmoins, comme nous l'avons dit en introduction, ces différentes explorations s'avèrent bien souvent négatives et se pose alors, devant la chronicisation des symptômes, le diagnostic de « **côlon irritable** ». Ce syndrome est caractérisé, à des degrés divers, par des périodes de **sel-**

les fréquentes (défaites ou non moulées, parfois franchement diarrhéiques), alternant ou non avec des **phases de constipation**, un **inconfort abdominal** allant jusqu'aux coliques et, souvent, des manifestations d'aérocolie et de flatulence ; **l'intestin se contracte** de façon spasmodique sans propulser harmonieusement les matières fécales.

LE RÔLE DU STRESS

En l'absence de lésions organiques, comme nous l'avons vu, on attribue le plus souvent au syndrome du côlon irritable une origine psychologique.

Mais si stress et anxiété peuvent produire des contractions spasmodiques, de nombreux travaux récents mettent en évidence bien d'autres causes que nous allons détailler. Celles-ci peuvent se différencier en deux grandes catégories d'origine bien différente : d'une part les déséquilibres de la flore intestinale (eux-mêmes de causes multiples), d'autre part les irritations, les intolérances et les allergies alimentaires, elles aussi d'origines diverses. Les phénomènes se compliquent dans la mesure où plusieurs causes peuvent être intriquées et provoquer des manifestations en cascade et où, effectivement, un certain degré d'anxiété ou de tension nerveuse peut exacerber les symptômes.

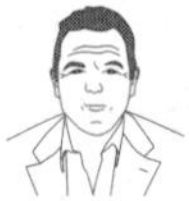

Malgré les apparences, Luc est un homme anxieux. Les phases de diarrhée dont il souffre sont exacerbées par des contrariétés professionnelles. Ce n'est vraiment qu'en vacances qu'il se sent détendu et qu'il arrive à oublier ses soucis. Il a néanmoins dû faire appel à un médecin lors de son dernier séjour en montagne à l'occasion d'un épisode de crampes intestinales très douloureuses dans la partie droite de l'abdomen. Le médecin consulté a évoqué la probabilité de coliques dues à des adhérences résultant de l'appendicectomie à l'âge d'un an. Les symptômes avaient rapidement disparu après l'injection d'un antispasmodique.

Si, parfois, le syndrome du côlon irritable ne constitue qu'un ensemble de manifestations plus ou moins désagréables, il est souvent le témoin de dysfonctionnements divers et peut être lié à des pathologies plus ou moins sévères, localisées au niveau de l'intestin lui-même ou plus générales.

Nous les détaillerons de façon aussi exhaustive que possible dans le but d'ouvrir des pistes nouvelles tout en rappelant, une fois encore, que l'automédication n'est pas de mise et que tout traitement doit être dirigé et suivi par votre médecin traitant. Les explorations permettant de mettre en évidence les très nombreuses causes de côlon irritable ainsi que les différents traitements possibles seront passés en revue dans la troisième partie de cet ouvrage.

CHAPITRE 1

LES DÉSÉQUILIBRES DE LA FLORE INTESTINALE

VOUS VOUS SOUVENEZ QUE LA FLORE INTESTINALE DOMINANTE représente 90 % de la flore totale et qu'elle est essentiellement constituée de bactéries de fermentation et de bactéries de putréfaction (voir page 36). Mais cette flore présente des différences individuelles puisqu'elle s'est mise en place à la naissance et s'est progressivement modifiée en fonction des contacts personnels avec le monde extérieur. C'est ainsi qu'on pourrait définir, comme c'est le cas des empreintes digitales, une empreinte « florale » propre à chacun.

Il n'est donc pas possible de définir un profil de flore idéal et il semble que la « microflore normale » doive être plutôt conçue comme un consortium adapté à l'hôte, naturellement stable et résistant à la modification.

C'est ainsi que peuvent se produire, lors de séjours à l'étranger, des épisodes de diarrhée, bien connus sous le nom de « turista », suite à un contact avec des germes différents de ceux auxquels notre flore intestinale est accoutumée. Ces germes ne posent aucun problème aux autochtones dont la flore y est adaptée et est capable de leur faire face en empêchant leur prolifération.

Au sein de ces flores intestinales particulières à chacun existe pourtant, dans les conditions normales, un équilibre qui remplit de façon harmonieuse toutes les fonctions dont nous avons déjà parlé. Cet équilibre peut néanmoins être rompu dans des circonstances diverses où l'on assiste à une destruction plus ou moins massive de nos gentils hôtes bactériens ou, au contraire, à une prolifération anormale de bactéries.

Tout déséquilibre de la flore intestinale est qualifié de « **dysbiose** » Ce terme apparu dans le vocabulaire médical à la fin des années 1960 est aujourd'hui couramment utilisé dans la littérature internationale. La dysbiose peut être définie comme « une rupture de l'équilibre entre les micro-organismes protecteurs et les micro-organismes nocifs ».

La dysbiose se manifeste fréquemment (mais pas toujours) par des symptômes semblables à ceux du côlon irritable où l'on retrouve, à des degrés divers, flatulences, météorisme, spasmes coliques, selles défaites ou franchement diarrhéiques.

LES DYSBIOSES DUES À UN EXCÈS DE BACTÉRIES

TROP DE BACTÉRIES DANS L'INTESTIN GRÊLE

C'est le cas, notamment, lorsqu'il y a trop de bactéries au niveau de l'intestin grêle, anomalie désignée par l'acronyme SIBO (*Small Intestine Bacterial Overgrowth*). Dans cette situation, le profil bactérien rencontré au niveau de l'intestin grêle ressemble à celui hébergé par le côlon alors que, dans les circonstances normales, l'intestin grêle renferme beaucoup moins de bactéries (voir page 36).

Selon certaines études récentes, la prolifération bactérienne au niveau de l'intestin grêle serait liée à 1/4 des diarrhées chroniques et se retrouve fréquemment responsable de symptômes type côlon irritable.

Le mécanisme à l'origine de ce phénomène n'est pas connu, d'autant plus que la prolifération bactérienne au niveau de l'intestin grêle ne s'accompagne pas nécessairement de diarrhée. Le SIBO survient le plus souvent en présence d'un déficit de sécrétion d'acide chlorhydrique par l'estomac qui, dès lors, joue mal son rôle de stérilisation des germes apportés par l'alimentation et par les autres contacts buccaux.

Ce déficit en acide chlorhydrique gastrique se rencontre en particulier lors d'une gastrite atrophique (chez la personne âgée, la personne alcoolique ou lors d'une gastrite atrophique dite « auto-immune »), lors de la prise de médicaments anti-acides destinés à traiter l'ulcère gastrique (antihistaminiques H2 et, surtout, les inhibiteurs de la pompe à protons) ou à la suite de l'ablation d'une partie plus ou moins importante de l'estomac.

TROP DE SUCRES ET (OU) DE PROTÉINES POUR LE GROS INTESTIN

Une dysbiose peut également se produire au niveau du gros intestin par développement excessif des colonies bactériennes de fermentation ou de putréfaction.

Une prolifération des bactéries de fermentation peut provenir d'une alimentation trop riche en sucres. Elle s'accompagne parfois d'une prolifération de levures, qui utilisent le même matériel. Une prolifération des bactéries de putréfaction peut provenir d'une alimentation trop riche en viande, source principale de protéines.

En effet, les bactéries de fermentation se « nourrissent » surtout de glucides (voir page 36). Elles sont dès lors susceptibles de proliférer en présence d'une alimentation trop riche en sucres et en sucreries, en boissons sucrées diverses ou en amidons, particulièrement si ceux-ci sont « raffinés » (farine blanche et ses dérivés : pain blanc, pâtes alimentaires, semoule, purée de pommes de terre, biscuits, pâtisseries et viennoiseries diverses…).

Les bactéries de fermentation peuvent également utiliser à leur profit des fibres alimentaires glucidiques présentes dans les aliments mais que nous sommes nous-mêmes incapables de digérer. La flore de fermentation est donc susceptible de se développer anormalement en présence d'une alimentation excessivement fibreuse (céréales au son pour petit déjeuner, haricots blancs, noix de coco, amandes, cacao en poudre, pruneaux, figues sèches et abricots secs, farine de blé complet, lentilles...). Ce type d'alimentation est rare dans le modèle occidental, généralement trop pauvre en fibres. Néanmoins, comme la flore intestinale est propre à chacun et s'installe en fonction des contacts alimentaires successifs, il est fréquent de rencontrer une flore intestinale peu « accoutumée » aux fibres qui déclenchent, dès lors, une prolifération de bactéries de fermentation lors de la prise occasionnelle d'aliments fibreux.

Les bactéries fermentantes en excès entraînent souvent des flatulences avec production parfois très importante de gaz. Ces gaz sont d'odeur variable, de neutre à franchement désagréable, surtout s'il existe une prolifération concomitante de levures qui utilisent également les sucres.

Bactéries de fermentation et levures prédominent souvent (mais pas toujours) dans la partie droite du gros intestin (le côlon ascendant) ; c'est la raison pour laquelle les spasmes et coliques qui peuvent résulter de leur prolifération se produisent plus volontiers dans la partie droite de l'abdomen.

Tous ces symptômes peuvent également s'accompagner d'une diarrhée plus ou moins importante.

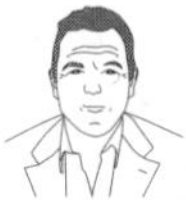

Les douleurs abdominales dont souffre régulièrement Luc prédominent dans la partie droite de l'abdomen. Les gaz émis sont abondants et souvent très malodorants. Nous verrons plus loin qu'une analyse coprologique de la flore intestinale de Luc montrera une prolifération des bactéries de fermentation accompagnée d'une prolifération de levures. Ces micro-organismes se régalent en effet d'une alimentation riche en sucres et en boissons sucrées... que consomme abondamment notre ami !

Les bactéries de putréfaction, quant à elles, prédominent souvent (mais pas toujours) dans la partie gauche du gros intestin (le côlon descendant). Comme nous l'avons vu, ces bactéries utilisent préférentiellement les protéines comme matériel énergétique. On ne s'étonnera donc pas de leur prolifération en présence d'une alimentation excessivement riche en viandes mais également lors de régimes hyperprotéinés (régimes amaigrissants malheureusement à la mode).

La prolifération des bactéries de putréfaction amène la production de gaz malodorants (vue la putréfaction), souvent accompagnés de ballonnements (habituellement moins importants toutefois que lors de la prolifération de bactéries de fermentation) et parfois de selles défaites ou de diarrhée.

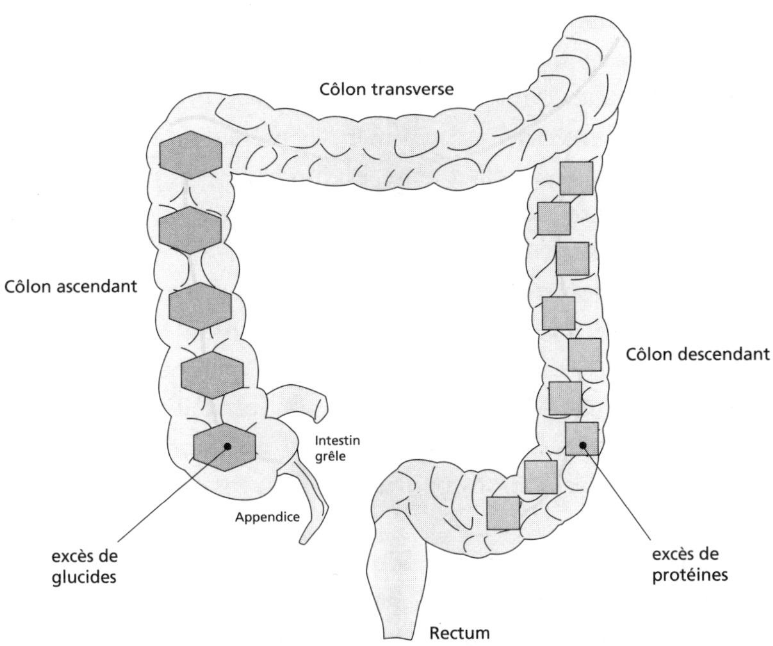

Prolifération des bactéries de fermentation (plutôt dans le côlon ascendant ou côlon droit) par apports excessifs de glucides raffinés et prolifération des bactéries de putréfaction (plutôt dans le côlon descendant ou côlon gauche) par apports excessifs en protéines.

DES ALIMENTS AVALÉS TROP VITE

Indépendamment d'une alimentation trop riche en sucres et en protéines, de nombreux troubles de la digestion sont également susceptibles de provoquer une dysbiose par prolifération de certaines colonies bactériennes due à la présence d'aliments insuffisamment digérés.

C'est le moment de rappeler l'importance capitale de la mastication. Celle-ci favorise, comme nous l'avons vu (voir page 23), l'imprégnation des amidons par un enzyme qui permettra de débuter leur digestion. Le broyage des aliments par les dents favorise, lui, l'action de l'acide chlorhydrique et des enzymes de l'estomac qui initient la digestion des protéines. De plus, une bonne mastication envoie des signaux qui avertissent les organes digestifs des étages inférieurs de l'arrivée de nourriture et les préparent à l'action.

Une mastication défectueuse est une cause extrêmement fréquente de dysbiose par prolifération d'une flore de fermentation ou de putréfaction, voire des deux.

Outre une dentition défectueuse, sensible au chaud ou au froid, déficiente, ou absente, la mauvaise mastication est intimement liée au fast-food et à une attirance de plus en plus marquée pour les aliments mous (pâtes, pain de hamburgers...) ou d'aliments de petite taille (riz, couscous...) faciles à déglutir, qui font parfois oublier totalement la mastication pourtant indispensable à leur bonne digestion.

Apprendre ou réapprendre à manger lentement est un exercice qui peut se pratiquer à tout âge : déposez fréquemment vos couverts, n'embrochez pas la nourriture avec votre fourchette tant que la bouchée en cours n'est pas mastiquée et engloutie. L'alimentation plaisir doit se déguster lentement.

Indépendamment de troubles digestifs divers, attirons l'attention sur la liaison fréquente entre une alimentation avalée très rapidement et la surcharge pondérale dans la mesure où cette façon de manger ne permet pas l'installation progressive et harmonieuse de la sensation de rassasiement. Les personnes en excès de poids mangent souvent très vite.

PAS ASSEZ D'ACIDE CHLORHYDRIQUE

Par ailleurs, nous avons vu qu'une insuffisance en acide chlorhydrique gastrique peut entraîner une prolifération de la flore au niveau de l'intestin grêle par mauvaise désinfection du bol alimentaire (voir page 56). Ce n'est pas la seule conséquence possible. En effet, l'acide chlorhydrique active des enzymes ciseaux qui assurent un premier découpage des protéines.

Si cet acide chlorhydrique fait défaut, il faut donc s'attendre à une mauvaise digestion des protéines et à une prolifération de la flore de putréfaction que l'on rencontre fréquemment chez l'alcoolique et chez les personnes âgées.

PAS ASSEZ DE BILE ET UN PANCRÉAS DÉFICIENT

Descendons maintenant à l'étage digestif inférieur, dans le duodénum. Souvenez-vous : c'est un petit tuyau d'à peine 25 cm de long, d'une importance capitale pour la digestion, puisque c'est là que se déversent la bile qui permet d'émulsionner les graisses et le suc pancréatique contenant les enzymes capables d'attaquer les sucres complexes, les graisses et les protéines (voir page 25).

Une insuffisance de production de bile peut se rencontrer chez l'alcoolique, lors d'une cirrhose ou de séquelles d'hépatite. Une insuffisance pancréatique peut, elle aussi, résulter d'une consommation abusive de boissons alcoolisées mais peut aussi survenir à la suite d'une pancréatite ou chez la personne âgée lorsqu'un déficit des fonctions pancréatiques s'installe progressivement.

En cas d'insuffisance pancréatique, graisses, glucides et protéines ne sont pas complètement découpés » par les enzymes. La présence dans l'intestin de ces macronutriments insuffisamment digérés est susceptible d'entraîner un déséquilibre de la flore intestinale avec sa kyrielle de manifestations désagréables : météorisme, coliques, diarrhée…

LES DYSBIOSES DUES À UN MANQUE DE BACTÉRIES

Si de nombreuses dysbioses proviennent d'une prolifération anormale de germes de la flore intestinale dominante, d'autres sont au contraire le résultat d'une destruction plus ou moins massive de ces bactéries.

UN MANQUE DE FIBRES

Nous avons vu que la vie de toute cellule nécessite l'apport de matériel énergétique et que les bactéries de fermentation se « nourrissent », en partie du moins, de fibres végétales que notre système intestinal est incapable de digérer.

Si l'alimentation est très pauvre en fibres, comme c'est souvent le cas dans l'alimentation de type occidental (le raffinage des aliments élimine une bonne partie de ces fibres naturelles), les bactéries friandes de ce carburant, privées de « nourriture », finissent ainsi par se raréfier en laissant proliférer d'autres espèces.

DES SÉQUELLES D'INFECTIONS

Une infection intestinale, bactérienne ou virale, peut également être à l'origine d'une dysbiose de longue durée.

En effet, lors de l'invasion de l'intestin par des germes infectieux, la flore intestinale, dont l'un des rôles consiste à éviter la prolifération de microbes étrangers, est mise à mal, « perd la bataille » et est plus ou moins altérée.

Dans les conditions normales, la flore se reconstitue progressivement mais parfois les dégâts sont tels, au sein de cette population de soldats défenseurs, que la reconstitution d'une armée efficace ne peut se réaliser, même lorsque l'infection de départ est jugulée. Cela laisse ainsi le champ libre à la prolifération de germes indésirables, en particulier les levures. Cette situation peut être favorisée, comme nous allons le voir, par la prise d'antibiotiques à large spectre qui éliminent non seulement les bactéries responsables de l'infection mais également celles de la flore intestinale.

DES TRAITEMENTS MÉDICAUX AGRESSIFS POUR LA FLORE

Les **antibiotiques** à large spectre sont en effet la cause la plus fréquente d'origine médicale d'une destruction plus ou moins importante des bactéries de la flore intestinale.

Pour comprendre cette situation, il faut rappeler que les maladies infectieuses, de la plus bénigne à la plus grave, proviennent d'infections par des virus ou des bactéries mais que seules ces dernières sont sensibles aux antibiotiques.

Déterminer l'origine bactérienne ou virale d'une infection n'est pas toujours évident dans la mesure où les symptômes qui en découlent se ressemblent souvent. Dans ces circonstances, le recours aux antibiotiques est de plus en plus souvent de mise, même dans les cas ou l'infection est vraisemblablement d'origine virale. L'explication de cette attitude peut se comprendre dans la mesure où une infection, virale au départ, peut préparer le terrain d'une surinfection bactérienne ; dans ce cas, la prescription d'un antibiotique peut constituer une mesure préventive, particulièrement chez des patients fragiles.

Quelques commentaires s'imposent néanmoins. Devant une infection banale (une angine, par exemple), il serait simple de réaliser plus systématiquement un prélèvement de gorge par écouvillon et d'obtenir du laboratoire, souvent le jour même, une recherche de germes qui permettrait de mettre en évidence l'origine bactérienne ou virale de l'affection.

Il faut ajouter que, suite à la multiplication parfois anarchique de la prescription d'antibiotiques, de nombreux genres bactériens ont progressivement développé une résistance aux antibiotiques autrefois efficaces. Dès lors, les médecins tendent à prescrire de plus en plus fréquemment des antibiotiques à large spectre, plus « forts », qui détruisent largement les bactéries de notre intestin qui y sont sensibles et permettent la prolifération de germes et de levures qui, eux, leur résistent bel et bien.

Les dégâts occasionnés au niveau de la flore intestinale par les traitements antibiotiques sont légion. Ils entraînent fréquemment de la diarrhée et des troubles intestinaux divers. Si ceux-ci peuvent disparaître plus ou moins rapidement par reconstitution progressive d'une flore normale, dans certains cas la dysbiose est telle qu'elle subsiste très longtemps (parfois des années !) même après l'arrêt du traitement. La diarrhée due à la prise d'antibiotiques est toutefois le plus souvent bénigne et n'est pas liée à la prolifération de souches pathogènes mais bien à une altération de la flore dominante. Dans ce cas, la digestion des glucides complexes par les bactéries de fermentation est fortement diminuée et la présence de glucides mal digérés entraîne un appel d'eau dans l'intestin, responsable d'une diarrhée.

La prescription d'antibiotiques peut, par ailleurs, entraîner des déséquilibres de flores bactériennes que nous hébergeons à d'autres endroits du corps.

C'est ainsi qu'une langue envahie de champignons, provenant d'une prolifération des levures présentes dans la flore bactérienne buccale signe très souvent un déséquilibre simultané de la flore intestinale avec prolifération de levures, évidemment bien moins visibles à ce niveau !

Le même type d'affection due à une prolifération de « champignons » par déséquilibre de la flore locale suite à la prise d'antibiotiques peut également se rencontrer au niveau du vagin et se manifeste alors par des pertes blanches.

D'autres causes médicales sont susceptibles de provoquer une dysbiose plus ou moins importante, en particulier la **radiothérapie** et la **chimiothérapie**.

Ces traitements indispensables dans le cadre de certaines affections cancéreuses détruisent efficacement les cellules tumorales mais sont également souvent responsables de la destruction simultanée d'une part plus ou moins importante de la flore intestinale.

Il serait donc tout simplement logique que soit mise en place, lors d'un traitement par antibiotiques à large spectre ou lors d'une chimiothérapie ou d'une radiothérapie centrée sur l'abdomen, une prévention de la dysbiose par la prescription de germes renforçant la flore intestinale. Nous en reparlerons dans le chapitre consacré à la prévention et aux traitements possibles des troubles digestifs fonctionnels.

Pour résumer, toute dysbiose, quelle que soit son origine, est susceptible de se traduire par des symptômes plus ou moins évidents de côlon irritable. Ces manifestations seront plus ou moins importantes, tantôt isolées, tantôt multiples. On peut y ajouter une halitose plus ou moins fréquente (mauvaise haleine) et une langue chargée.

UNE INFLAMMATION CHRONIQUE

Comme nous l'avons vu, l'irritation colique peut provenir de la distension de l'intestin par la formation de gaz, surtout par les bactéries de fermentation et par les levures.

L'irritation de l'intestin peut aussi résulter de phénomènes inflammatoires dus à la prolifération de germes pathogènes et surtout de levures, qui agressent la paroi intestinale, ou par l'émission de toxines normalement neutralisées par les bactéries d'une flore intestinale bien équilibrée.

La prolifération des bactéries de putréfaction aux dépens des bactéries de fermentation semble être particulièrement liée à la présence de phénomènes inflammatoires chroniques. C'est ce type de flore qu'on rencontre en présence d'une alimentation riche en gras et en protéines animales mais aussi chez les enfants « trop propres » ou allaités pas assez longtemps au lait maternel. Ceci dit, il faut insister sur le fait que 50 % des dysbioses ne se manifestent par aucun signe digestif.

LES CONSÉQUENCES SUR LA SANTÉ DES DÉSÉQUILIBRES DE LA FLORE

Néanmoins, la présence ou non de symptômes digestifs n'empêche pas le développement de troubles divers liés à un déséquilibre de la flore intestinale. En effet, la présence, dans notre intestin, de 100 000 milliards de bactéries amies a des effets favorables sur la santé.

En cas de dysbiose, ces bactéries ne vont, entre autres, peut-être plus nous fournir autant de vitamines K (indispensables à la coagulation du sang) ou de vitamines du groupe B (qui interviennent dans d'innombrables réactions métaboliques). Elles ne vont peut-être plus nous fournir le « coup de pouce » nécessaire à la digestion de certaines substances.

On sait par exemple qu'elles peuvent fabriquer moins de lactase, un enzyme qui digère le lactose du lait. Elles vont également fabriquer moins d'acides gras à chaîne courte qui nourrissent les cellules de la paroi du gros intestin, favorisent le transit intestinal et participent à l'élimination de cellules cancéreuses (voir page 38).

D'autre part, vous vous souvenez du rôle fondamental de la flore intestinale dans la modulation du système immunitaire.

Une flore intestinale perturbée risque ainsi de compromettre nos défenses ou favoriser certains types d'**allergies**. C'est ainsi qu'on a pu montrer d'importantes variations de flore chez les jeunes enfants présentant des allergies de type atopique (eczéma, rhinite, asthme...). Dans de nombreux cas, on a pu mettre en évidence chez ces enfants une prolifération des bactéries de putréfaction aux dépens des bactéries de fermentation.

Dans le même ordre d'idées, des études de plus en plus nombreuses établissent une relation entre le déséquilibre chronique de la flore intestinale lors de traitements répétés par antibiotiques à large spectre et une altération des défenses immunitaires. Cette altération favorisant à son tour, en cercle vicieux, la réapparition de maladies infectieuses, bactériennes ou virales... traitées à nouveau par antibiotiques ! On peut également imaginer qu'une chimiothérapie au long cours chez le cancéreux peut mettre à mal ses défenses immunitaires.

Certains déséquilibres de la flore intestinale peuvent également avoir des conséquences aussi inattendues que dramatiques comme, par exemple, le **cancer du sein**. En effet, de nombreux travaux de recherche établissent une relation entre la prolifération de certaines bactéries de putréfaction et ce type de cancer. Le lien de cause à effet est aujourd'hui bien établi.

Pour le comprendre, il faut savoir que, chez la femme, les hormones sexuelles de type « œstrogènes » se fixent normalement sur des récepteurs, notamment au niveau du sein. Les œstrogènes sont transformés par métabolisation en substances appelées respectivement 2-hydroxy-œstrone, 4-hydroxy-œstrone et 16-hydroxyœstrone. Ces deux dernières formes ont des propriétés œstrogéniques nettement supérieures à celles de la forme « 2 » et sont donc susceptibles de générer des cancers. Une occupation importante des récepteurs du sein par les formes « 4 » et « 16 » est donc dangereuse. Heureusement, ces substances sont transformées par le foie et éliminées par la bile qui se déverse dans l'intestin. Toutefois, dans le cadre d'une alimentation trop riche en graisses et en viande, un excès de bactéries de putréfaction entraîne la production d'enzymes qui transforment les œstrogènes normalement voués à l'élimination. Dès lors, ceux-ci ne sont pas évacués mais bien résorbés par l'intestin, repassent dans le sang et vont se fixer sur les récepteurs œstrogéniques du sein, générant une menace cancéreuse.

La dysbiose est donc loin d'être innocente, d'autant plus qu'elle peut endommager la paroi intestinale et provoquer une perméabilité anormale de l'intestin. Cette situation, connue sous le nom de *leaky gut*, sera abordée par la suite (page 93).

Par ailleurs, la dysbiose n'est pas la seule cause de côlon irritable ou de manifestations digestives plus ou moins marquées. Les mêmes signes cliniques peuvent survenir à la suite de diverses irritations intestinales par des substances chimiques, des intolérances alimentaires ou des allergies. Nous allons maintenant aborder ces différents points.

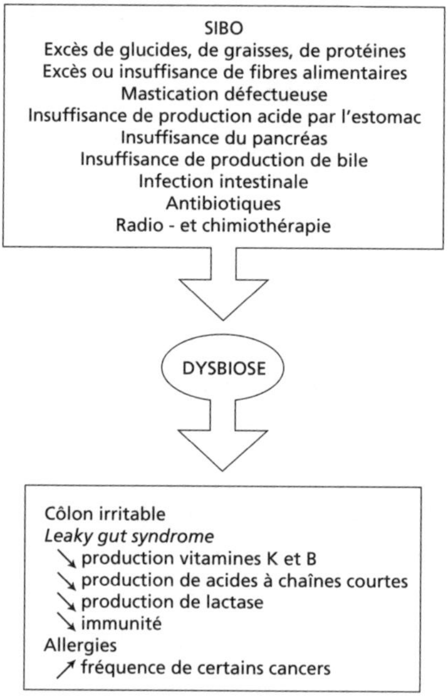

Principales causes de dysbiose et leurs conséquences

CHAPITRE 2

LES ALLERGIES ALIMENTAIRES

INTERFACE ENTRE LE MILIEU EXTÉRIEUR ET L'INTÉRIEUR DE l'organisme, la paroi intestinale est susceptible d'être agressée par des toxines, d'origine infectieuse ou non, ou être affectée dans le cadre de réactions diverses suite à la présence d'aliments dans l'intestin. Notez bien que ces aliments sont des corps étrangers, néanmoins bien tolérés dans les conditions normales. Nous avons vu par ailleurs que l'intestin est à la fois un organe de digestion et d'immunité.

QUAND LE SYSTÈME IMMUNITAIRE S'EMBALLE

La fonction immunitaire est utilisée par l'organisme pour distinguer le « soi » du « non soi ». Elle permet de neutraliser et d'éliminer les agents étrangers dangereux (les **antigènes**) grâce à la production d'anticorps appelés « **immunoglobulines** » (Ig), dirigés contre les antigènes.

Comme nous l'avons vu aussi, la flore et le système immunitaire intestinal entretiennent entre eux des interactions dont résulte un subtil équilibre entre mécanismes de défense et d'hypersensibilité.

Insuffisant, le système immunitaire intestinal ne s'oppose pas assez efficacement à la pénétration de germes et de toxines dans l'organisme ; en état d'hypersensibilité, il entraîne des manifestations d'allergie provoquées par des réactions immunologiques anormales, disproportionnées.

On distingue deux grands types de réactions immunologiques : **humorale** et **cellulaire**. Dans l'immunité de type humoral, des cellules du sang (appelées lymphocytes B) produisent des anticorps lors de la présence d'antigènes. Ces anticorps (ou immunoglobulines), sont véhiculés par le sang jusqu'au site d'intervention adéquat et se fixent alors sur les antigènes.

On distingue différents types d'anticorps, notamment des IgA, des IgE et des IgG. Dans l'immunité cellulaire, les antigènes sont attaqués directement par des cellules spécialisées appelées lymphocytes T.

Dans un cas comme dans l'autre, les réactions complexes et les cellules intervenant dans les réactions immunitaires aboutissent à l'élimination de l'intrus mais aussi parfois, malheureusement, à l'irritation et à l'endommagement des tissus voisins.

Faisons appel à votre mémoire. Vous souvenez-vous de ces cellules de l'intestin grêle capables d'échantillonner des antigènes, de les présenter aux lymphocytes qui veillent en profondeur et du départ de ceux-ci vers la circulation sanguine où ils se transforment en plasmocytes qui reviennent « à la maison » et sécrètent, avec l'aide des entérocytes, les anticorps adéquats ? Dans ce cas, ces anticorps sont des immunoglobulines A (IgA). Ils constituent une première ligne de défense, directement au niveau de la paroi de l'intestin (voir page 42).

Généralement, un antigène alimentaire sera toléré dans le cadre d'une modulation harmonieuse du système immunitaire et des bonnes bactéries de la flore intestinale. Le rôle des IgA, au niveau de la paroi de l'intestin, est probablement d'inhiber l'adhérence de bactéries ou de virus sur cette même paroi, de bloquer le passage d'antigènes dans la circulation sanguine, de participer à la destruction des micro-organismes ennemis et d'empêcher la fixation des autres types d'anticorps sur les structures antigéniques, limitant ainsi l'action des IgE et des IgG[33].

Ces différentes réactions immunitaires peuvent « s'emballer » de façon exagérée et produire des phénomènes d'allergie. Les plus évidentes sont les réactions qui font intervenir les IgE.

L'ALLERGIE IMMÉDIATE

C'est à Arthur Coca et Robert Cooke que l'on doit la première description, en 1911, de la maladie allergique définie par « une réaction exagérée et nocive de l'organisme, envers une substance quelconque, après sensibilisation antigénique ».

En 1920, les mêmes Coca et Cooke (ça ne s'invente pas !) proposent le terme d'« atopie » pour caractériser une prédisposition héréditaire à se sensibiliser à certaines substances de l'environnement selon un mécanisme d'hypersensibilité précoce faisant intervenir les immunoglobulines E[34]. Cette allergie est appelée également hypersensibilité de type I ou **allergie immédiate**. C'est le type d'allergie le plus répandu. Nous ne parlerons ici que des manifestations allergiques d'origine alimentaire.

La réaction allergique immédiate s'effectue en deux étapes[35] :

- La première, appelée « **phase de sensibilisation** » résulte d'un premier contact de l'allergène avec le système immunitaire et conduit à la production d'IgE spécifiques. Elle ne donne lieu à aucun symptôme apparent.
- Lors d'un second contact avec l'allergène, les IgE libèrent différentes substances, dont l'**histamine** responsable des symptômes de l'allergie. Ces symptômes sont plus ou moins graves en fonction de chaque individu.

Les manifestations allergiques alimentaires les plus graves sont des réactions généralisées. Les premiers signes peuvent débuter au niveau de la bouche et du pharynx, par exemple puis intéresser tous les organes, en particulier les appareils respiratoires et cardiovasculaires, provoquant un asthme parfois associé à un choc cardiovas-

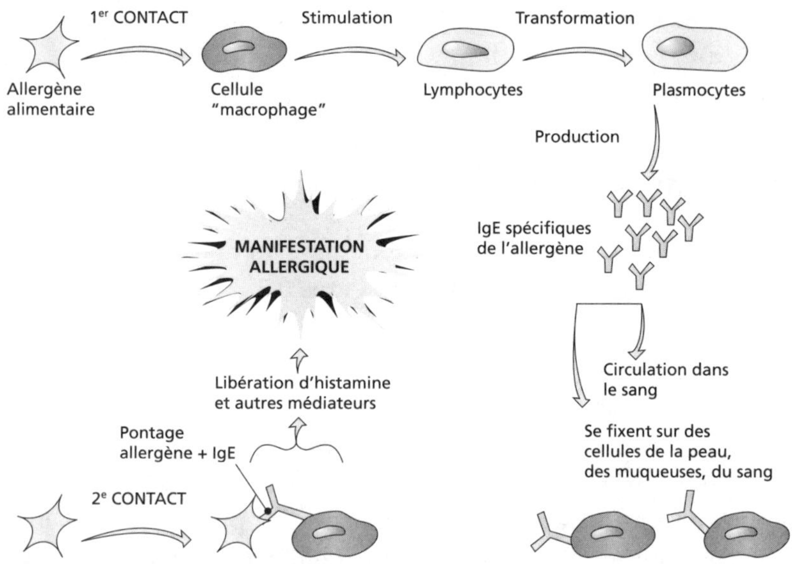

Réaction d'hypersensibilité à IgE : phase de sensibilisation et phase de manifestation allergique.

culaire gravissime pouvant entraîner rapidement la mort. On parle alors de « choc anaphylactique ». Ces manifestations sont généralement très brutales et suivent le plus souvent de quelques minutes le contact avec l'allergène.

Sans avoir cette ampleur, certaines manifestations localisées peuvent néanmoins revêtir un certain degré de gravité. On peut ainsi notamment assister au niveau de la bouche et du pharynx à un simple **œdème** (gonflement) des lèvres mais aussi à un syndrome de Lessof, caractérisé par une démangeaison au niveau de la langue et du palais et une sensation d'étouffement dus à un œdème important de la langue et du pharynx.

L'allergie alimentaire peut également se manifester par de l'**asthme**[36] qui peut s'avérer mortel. Environ 8 % des asthmes sont d'origine alimentaire.

Les manifestations au niveau de la peau sont également fréquentes :
• urticaire, caractérisée par l'apparition de plaques rouges avec démangeaisons plus ou moins généralisées ;
• eczéma (dit « eczéma atopique » ou « dermatite atopique ») se manifestant par des plaques rouges localisées, souvent symétriques. Certaines études attribuent jusque 80 % de ce type d'eczéma à une origine alimentaire.

Autre manifestation allergique cutanée : l'œdème de Quincke, qui provient d'un gonflement des couches profondes de la peau (hypoderme) et peut devenir grave s'il touche le larynx.

Nous avons gardé pour la fin les manifestations d'allergies à point d'impact gastro-intestinal. Ce sont pourtant les manifestations d'hypersensibilité d'origine alimentaire les plus fréquentes chez l'adulte avec celles touchant la sphère oro-pharyngée (lèvres, langue, bouche et pharynx). Elles peuvent se présenter sous forme de douleurs à l'estomac (épigastralgies), de nausées, de vomissements, de douleurs abdominales et/ou d'épisodes de diarrhée.

Les symptômes d'apparition brutale et précoce après la prise d'un aliment déterminé permettent souvent d'établir une relation de cause à effet plus ou moins évidente.

Néanmoins, certaines formes d'allergies à IgE à impact abdominal, plus ou moins larvées et dues à la prise répétée d'aliments courants, peuvent s'apparenter à un côlon irritable.

Ceci dit, si les allergies faisant intervenir les IgE sont les mieux connues, d'autres modes allergiques faisant intervenir les IgG ou l'immunité de type cellulaire peuvent également se produire.

PLUS DÉLICATE, L'ALLERGIE À IgG

Les allergies à IgG sont sujettes à controverse mais certains travaux récents semblent montrer qu'elles sont plus fréquentes qu'on ne le croyait autrefois. Leur abord nécessite néanmoins l'utilisation systématique du conditionnel. Les manifestations cliniques dues aux allergies alimentaires à IgG diffèrent singulièrement de celles à IgE.

Tout d'abord, elles semblent dépendre de l'ingestion de quantités d'allergènes nettement plus importantes que dans le cas des allergies à IgE où une quantité infime d'aliment suffit pour amener des manifestations allergiques parfois violentes.

Ensuite, elles se produiraient beaucoup plus tardivement et n'apparaîtraient que plusieurs heures, voire deux ou trois jours après le contact avec l'allergène. Dès lors, la relation de cause à effet est rarement évidente.

Elles n'ont par ailleurs jamais le caractère explosif de certaines allergies à IgE.

Elles se manifesteraient essentiellement au niveau des muqueuses par des signes digestifs (ballonnements, gaz, indigestion, gastrite, colite, constipation, diarrhée) et pourraient donc, si elles sont répétitives, revêtir les signes apparents d'un côlon irritable.

Elles touchent également d'autres muqueuses, notamment respiratoires, et pourraient provoquer écoulement nasal chronique, sinusite et otite récidivantes, asthme et bronchite chronique.

Les allergies alimentaires à IgG pourraient également s'accompagner de signes généraux : douleurs articulaires, maux de tête, vertiges, bourdonnements d'oreilles, conjonctivite, crampes musculaires, tendance dépressive, fatigue, en particulier après les repas... En revanche, les phénomènes d'hypersensibilité à IgG ne touchent pas la peau et ne se traduisent jamais ni par un eczéma, ni par une urticaire.

Le diagnostic d'éventuelles hypersensibilités à IgG n'est pas évident et fait appel à des tests dont nous reparlerons au chapitre consacré aux méthodes diagnostiques.

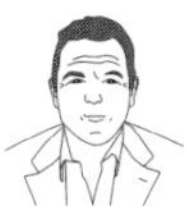

Nous avons réalisé chez Luc un bilan sanguin avec recherche d'anticorps de type IgG pour un panel d'une centaine d'aliments. Les IgG se sont révélés extrêmement positifs pour tous les fromages testés, le lait, les œufs, les épinards et les kiwis. Comme nous venons de le voir, les manifestations qui pourraient être liées aux IgG suivent parfois d'un jour ou deux le contact alimentaire... et notre ami consomme ces aliments en quantité variable au moins deux ou trois fois par semaine. Il ne faudra donc pas s'étonner de ne pas trouver de relation de cause à effet directe entre la prise des aliments incriminés et les troubles présentés par notre ami.

Reste à voir quels sont les aliments les plus fréquemment impliqués dans les allergies alimentaires et quel type d'hypersensibilité est en cause.

LE GLUTEN

Une des manifestations d'allergie alimentaire les plus complexes et, peut-être, une des plus fréquentes est l'allergie au gluten ou **maladie cœliaque**.

La maladie cœliaque peut être aussi qualifiée de maladie auto-immune[37]. Elle résulte de l'interaction d'un terrain génétiquement favorable et de la consommation de blé, d'orge ou de seigle. Elle touche donc des personnes qui, familialement prédisposées, développent une maladie combinant allergie à la plupart des céréales, avec production d'anticorps de type IgA vis-à-vis de certaines protéines des céréales et réactions immunitaires contre des constituants de la paroi de l'intestin. Ces différentes réactions aboutissent à une destruction des villosités de l'intestin grêle et à une atteinte plus ou moins importante des entérocytes et de leur chapeau à plumes.

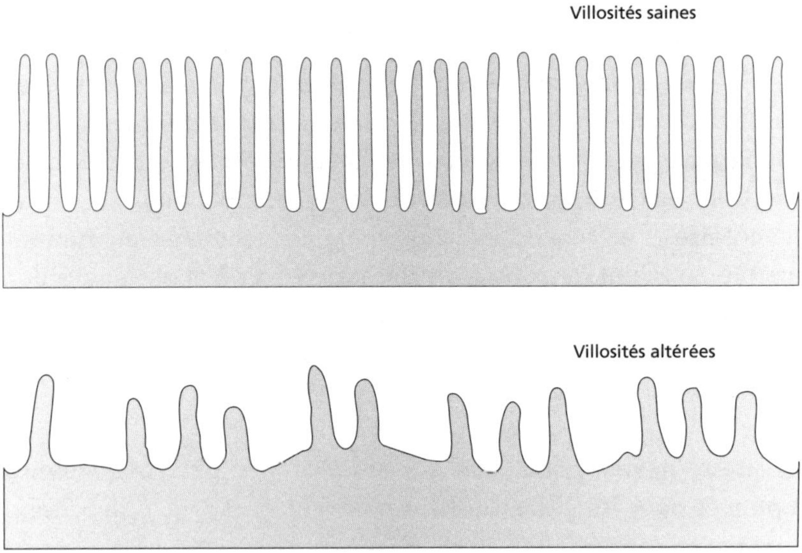

Altération des villosités intestinales (bordure en brosse) lors d'une maladie cœliaque

Dans la mesure où les entérocytes, comme nous l'avons vu, jouent un rôle essentiel dans la résorption des micronutriments, il faut s'attendre à ce que la maladie cœliaque entraîne des phénomènes de malabsorption de nombreux éléments nutritifs indispensables à la santé (protéines, vitamines, fer, calcium...). On observera donc un retard de croissance chez les enfants, des carences multiples, tant chez l'enfant que chez l'adulte, et des symptômes divers : diarrhée, météorisme, vomissements, perte d'appétit.

En fait, l'allergie au gluten est un terme impropre pour désigner la maladie cœliaque dans la mesure où la base de la toxicité n'est pas vraiment le gluten mais une petite protéine obtenue par la digestion de la gliadine du blé, la sécaline du seigle et l'hordéine de l'orge. On n'obtient pas de protéine équivalente dans l'avoine qui ne semble donc pas concernée par cette maladie.

Récemment encore, cette pathologie grave était considérée comme rare (un individu sur 1 000 ou 2 000, suivant les études) et affectant essentiellement l'enfant. Ces chiffres ont toutefois été réévalués à la suite de nombreuses études. On considère actuellement qu'elle toucherait, sous des formes plus ou moins frustes, 1 individu sur 300 et même 1 sur 100 d'après certaines recherches !

La majorité des personnes atteintes présentent probablement peu de symptômes. Ainsi, les formes classiques de la maladie associant la triade diarrhée, douleurs abdominales et syndrome de malabsorption de l'intestin grêle ne représentent probablement que moins de 20 % des cas. Le plus souvent, le diagnostic est posé suite à des symptômes indirects comme une carence en fer, une déminéralisation osseuse par manque de calcium ou des troubles annexes tels que douleurs articulaires, affections cutanées ou maladies neurologiques.

Des études récentes, réalisées au Royaume-Uni, en Allemagne et en Italie ont recherché systématiquement une maladie cœliaque chez des patients présentant des troubles intestinaux évocateurs d'un côlon irritable : plus de 20 % d'entre eux présentaient un bilan sanguin évocateur de la maladie et la biopsie était positive chez près d'une personne sur 20, signant une maladie cœliaque incontestable.

Certains chercheurs se posent dès lors la question de savoir si, dans bien des cas, l'intestin irritable n'est pas une manifestation d'une maladie cœliaque latente ou fruste !

Nous envisagerons dans la partie consacrée aux traitements le difficile régime qui doit absolument être suivi à vie par ces patients, sous peine d'assister à une lente destruction de leur paroi intestinale.

LES AUTRES ALIMENTS RESPONSABLES D'ALLERGIES

En fait, tout aliment est susceptible de déclencher une réaction allergique retentissant sur le système digestif ou sur d'autres organes cibles.

Les aliments le plus souvent incriminés sont : le lait (particulièrement le lait de vache), les œufs, les poissons, les crustacés et mollusques, les arachides, les noix, le sésame, le soja, les céréales (indépendamment d'une maladie cœliaque), les fruits et les légumes.

Les allergies vraies au **lait de vache** sont nettement plus fréquentes chez le nourrisson que chez l'adulte.

Nous avons déjà évoqué le lien étroit entre allergie au lait, eczéma atopique et asthme bronchique du nourrisson mais des troubles intestinaux sont également possibles. Il faut noter qu'une allergie au lait de vache peut se produire même chez le nourrisson nourri au sein si la mère elle-même consomme des protéines de lait provenant de vaches laitières.

L'allergie au lait de vache, tant chez l'enfant que chez l'adulte, fait classiquement intervenir les IgE mais il semble qu'il existe également des formes à IgG.

Il faut noter que les protéines du lait de vache sont de plus en plus présentes dans des produits émulsifiants utilisés par l'industrie agroalimentaire.

L'œuf est l'aliment le plus allergisant chez l'enfant (35 % des cas d'allergies) mais provoque aussi des allergies chez l'adulte et peut entraîner des réactions d'hypersensibilité sévères.

L'éradication alimentaire est difficile tant l'œuf et ses dérivés sont présents dans les produits alimentaires industriels en tant que liants, émulsifiants, coagulants... d'autant plus que la composition mentionnée sur les étiquettes n'est parfois donnée qu'en termes scientifiques (lysozyme, ovomucoïde...) et que les protéines de l'œuf se trouvent également dans des crèmes cosmétiques, des shampooings, voire des médicaments et des vaccins (oreillons, grippe).

Les formes à IgE sont bien décrites, entraînant le cortège des manifestations que nous avons passées en revue mais il existerait également des formes à IgG.

L'allergie aux poissons, aux crustacés (crevette, crabe, langouste, langoustine, homard...) et aux mollusques (escargot, huître, moule, palourde, coquille Saint-Jacques, calamar...) semble nettement plus fréquente dans les régions à forte consommation, comme les pays scandinaves et le Japon. Cependant, sa fréquence pourrait bien augmenter avec l'incorporation croissante de poissons dans les produits alimentaires industriels (surimi, garnitures de pizzas, gélatine...) et la consommation d'huile de poisson dans le but d'une supplémentation en « oméga-3 ».

L'allergie aux arachides est en nette augmentation et devient un véritable enjeu de santé publique en Amérique du Nord par sa présence dans de très nombreux produits de consommation courante (huile d'arachide dans les produits industriels, beurre de cacahuète, biscuits et pâtisseries).

On note également des allergies alimentaires plus ou moins fréquentes aux **noix**, aux amandes, aux noix du Brésil, aux noisettes, aux pistaches. Ici aussi, ces réactions allergiques font intervenir des IgE mais probablement aussi des IgG.

Indépendamment d'une maladie cœliaque, on note également des réactions allergiques à IgE et peut-être à IgG lors de la consommation de **céréales** : blé, seigle, orge, avoine mais aussi maïs et riz. La prévalence des réactions d'hypersensibilité à l'une ou l'autre diffère en fonction de la consommation. Ainsi, l'allergie au riz est plus fréquente au Japon.

Les **allergies aux fruits et légumes** sont plus fréquentes chez l'adulte et représentent pas moins de 50 % des manifestations allergiques à IgE d'origine alimentaire. Elles se manifestent souvent par des troubles au niveau de la sphère oro-pharyngée mais aussi par des problèmes digestifs. Les protéines allergisantes responsables sont dénaturées par la cuisson qui permet souvent aux personnes allergiques de tolérer l'aliment incriminé. Certaines études évoquent également une réaction allergique à IgG, particulièrement pour le kiwi, les bananes, l'épinard...

Contrairement à ce que l'on pourrait penser, les **allergies aux additifs** alimentaires semblent rares et leur fréquence ne dépasserait pas 0,03 à 0,15 % de toutes les allergies liées aux aliments. On notera toutefois une réaction possible aux colorants, conservateurs antiseptiques et antioxydants, agents de texture (gélifiants, émulsifiants, épaississants), arômes, édulcorants et gélatines.

Il existe également des **allergies dites « croisées »** lorsque la sensibilisation à une protéine donnée entraîne une réaction d'hypersensibilité à une protéine dont la structure est voisine. C'est le cas de réactions entre aliments et allergènes assimilés par voie respiratoire (par exemple pollens de bouleau et pommes, poires, fraises, framboises, amandes, noisettes), entre latex et aliments (par exemple avocat, banane, kiwi) ou encore aliments et aliments (par exemple arachide et légumineuses, lait et protéines de bœuf, œufs et viande de volaille), etc.

Loués par certains, voués aux gémonies par d'autres, les aliments génétiquement modifiés (**OGM**) sont-ils plus susceptibles que les autres de produire des réactions allergiques ?

QUID DES OGM ?

Les OGM sont produits par des techniques qui profitent de l'universalité du code génétique[38] (ADN) pour incorporer dans le patrimoine génétique d'un organisme donné, un ou plusieurs gènes « intéressants » (transgènes) provenant d'un autre organisme.

Le débat sur l'allergénicité des OGM provient du fait que des transgènes incorporés à un aliment notoirement peu allergisant pourraient lui conférer des potentialités allergisantes à l'insu du consommateur. La situation fut en effet vécue lors de l'épisode de soja transgénique dont on cherchait à améliorer les qualités nutritionnelles en insérant un gène de la noix du Brésil qui codait pour un allergène majeur. Bien sûr, cette manipulation génétique a été abandonnée mais toujours est-il que des précautions s'imposent.

Nous manquons actuellement de recul pour donner une réponse tranchée et il faut insister sur l'importance des procédures d'évaluation de l'innocuité de ces produits avant leur mise sur le marché et d'une surveillance des effets indésirables liés éventuellement à leur consommation, ce qui nécessite absolument étiquetage et traçabilité.

CHAPITRE 3

LES « FAUSSES » ALLERGIES ET LES INTOLÉRANCES ALIMENTAIRES

INDÉPENDAMMENT DE RÉACTIONS ALLERGIQUES, QUI FONT toujours intervenir une réaction anticorps contre antigène, la prise de certains aliments peut entraîner des symptômes semblables à ceux rencontrés dans le cadre d'une allergie mais sans aucune intervention des immunoglobulines. Ce sont donc de **fausses allergies** puisque le système immunitaire n'intervient pas.

Les fausses allergies alimentaires miment une allergie vraie par l'apport d'aliments riches en histamine ou en autres amines (par exemple, la tyramine) ou encore par des aliments qui provoquent la libération d'histamine par certains types de globules blancs (mastocytes).

Les symptômes les plus fréquents de ces fausses allergies alimentaires sont les maux de tête, l'urticaire et les troubles fonctionnels intestinaux pouvant revêtir l'aspect d'un côlon irritable. Dans la majorité des cas, la relation avec la prise d'un aliment est toutefois bien établie.

Les aliments les plus riches en histamine sont les aliments fermentés (certains fromages, choucroute), les boissons fermentées, le vin, les poissons, les crustacés…

Les aliments riches en tyramine comprennent certains fromages, le chocolat, la bière, le hareng saur...

Les aliments libérateurs d'histamine sont surtout les fraises, les tomates, le blanc d'œuf et les crustacés.

Souvent, les manifestations histaminiques survenant dans le cadre d'intolérances alimentaires ne peuvent pas être cliniquement distinguées des allergies vraies, si ce n'est que ces dernières se produisent plus fréquemment chez des atopiques connus.

Le diagnostic différentiel repose alors surtout sur la recherche d'immunoglobulines spécifiques dans le sang et sur des tests cutanés dont nous reparlerons dans le chapitre consacré aux diagnostics.

LES INTOLÉRANCES ALIMENTAIRES

L'intolérance alimentaire la plus fréquente est **l'intolérance au lactose** ; elle n'a rien à voir avec l'allergie au lait car, ici non plus, il n'y a pas de production d'anticorps. L'intolérance plus ou moins importante au lactose du lait est une pathologie fréquente et doit être évoquée devant toute symptomatologie de ballonnements, de colite et de diarrhée chronique. Ces symptômes se manifestent généralement de 30 min à 2 h après la prise d'un produit lacté. Elle résulte d'une insuffisance en lactase (enzyme qui permet la digestion du lactose) au niveau des entérocytes au chapeau à plumes.

Le lactose, mal digéré par les entérocytes, s'accumule dans le gros intestin et provoque ballonnements, coliques et diarrhée. De plus, les bactéries du côlon métabolisent le lactose avec production de gaz accentuant le météorisme et entraînant, *in fine*, des symptômes de type côlon irritable.

Rare, la déficience congénitale en lactase amène une intolérance à vie. En revanche, l'hypolactasie primaire de l'adulte est plus fréquente ; elle provient d'une diminution progressive de l'activité de la lactase des entérocytes. La déficience secondaire peut amener une intolérance de durée variable. Il faut donc bien distinguer, chez l'adulte, une intolérance **primaire** au lactose par insuffisance progressive de production de lactase par les entérocytes et une intolérance **secondaire** qui provient d'un endommagement des entérocytes par une autre pathologie qu'il faut rechercher.

Dans les deux cas, l'intolérance au lactose est évidemment déclenchée par le lait et ses dérivés directs (maquée, Cottage Cheese...). Elle est très souvent moins nette pour les yaourts et moins encore pour la plupart des fromages fermentés.

La sévérité des symptômes varie selon l'importance du déficit en lactase, de la quantité de lactose ingéré et selon que le produit lacté est pris ou non en même temps qu'un autre aliment.

Il existe des laits et yaourts sans lactose. Les fromages à pâte dure (emmental, gruyère...) n'en contiennent pas.

Dans le domaine des intolérances alimentaires, citons encore le « **syndrome du restaurant chinois** » provenant d'une intolérance au glutamate, exhausteur de goût traditionnel en Chine et pouvant se traduire par une débâcle de vomissements et de diarrhée, parfois accompagnée de maux de tête.

On citera aussi **l'intolérance aux sulfites** présents dans les vins blancs et rosés de piètre qualité, source de bien des désagréments (le lendemain de la veille).

CHAPITRE 4

LES IRRITATIONS CHRONIQUES DE LA PAROI INTESTINALE

POUR TERMINER, CITONS ENCORE TROIS CAUSES MAJEURES potentielles de côlon irritable : les anti-inflammatoires utilisés dans le traitement de l'arthrose et de pathologies inflammatoires diverses, la prise chronique de certains laxatifs et la consommation abusive de boissons alcoolisées.

Les **anti-inflammatoires** dits « non stéroïdiens », souvent prescrits de manière chronique dans l'arthrose, constituent certainement une des causes les plus fréquentes d'irritation intestinale permanente susceptible d'entraîner des coliques et, surtout, des diarrhées.

La plupart des **laxatifs** couramment utilisés constituent également une cause extrêmement fréquente de côlon irritable.

Selon de nombreuses études, la constipation touche un adulte sur cinq et probablement près de 50 % des dames. Le plus souvent fonctionnelle, cette pathologie (dont nous reparlerons dans le chapitre consacré aux traitements) est fréquemment traitée par des produits irritants, abusivement prescrits ou faisant partie des automédications les plus habituelles.

La plupart de ces laxatifs agissent par irritation de la paroi intestinale dans le but de stimuler la contraction des fibres lisses qui propulsent le bol fécal. Si leur effet se révèle efficace lors de la phase initiale du traitement, on assiste souvent à un effet d'accoutumance avec atténuation de la stimulation des mouvements de propulsion ou, au contraire, à une spasticité excessive caractérisée par une phase plus ou moins prolongée sans émission de selles suivie d'une phase diarrhéique.

Insistons sur le fait que les laxatifs d'origine végétale (extraits de pruneaux, de rhubarbe, poudre d'écorce de cascara, sené, etc.) ne sont pas plus inoffensifs que les autres.

CHAPITRE 5

LES CARENCES ET LE STRESS

Certaines carences alimentaires peuvent être également responsables de troubles intestinaux. Parmi les plus courantes, citons la **carence en zinc**. Ce micronutriment essentiel (obligatoirement apporté par l'alimentation) joue, entre autres, un rôle important dans l'immunité et dans la lutte contre les radicaux libres (lire page 163). La déficience en zinc est relativement fréquente, en particulier chez les individus consommant de grandes quantités de céréales mais peu de protéines animales (les céréales contiennent de l'acide phytique qui se lie au zinc et freine son absorption intestinale). Un déficit en zinc s'observe aussi fréquemment lors de la prise de contraceptifs oraux.

La déficience en zinc se manifeste généralement par une altération du goût et de l'odorat, une diminution d'appétit, des rougeurs cutanées, une mauvaise guérison des plaies mais aussi des douleurs abdominales et de la diarrhée.

LE STRESS ET L'ANXIÉTÉ

Si la plupart des Ecoles de Médecine considèrent que le syndrome du côlon irritable est essentiellement lié à une anomalie de la sensibilité intestinale entraînant des spasmes, exacerbés par le stress et l'anxiété, nous avons vu que de très nombreux travaux récents mettent en évidence bien d'autres causes possibles : dysbioses d'origines diverses, troubles digestifs variés, allergies et fausses allergies, intolérances alimentaires...

L'évolution de la médecine va souvent dans ce sens : en l'absence de cause précise, bon nombre de maladies sont reliées à une origine psychologique qui permet de les qualifier de « psychosomatiques ». Mais l'évolution des recherches permet parfois de mettre en doute, voire de désavouer ces théories. C'est ainsi, par exemple, que deux chercheurs australiens, J. Robin Warren et Barry J. Marshall ont mis en évidence, en 1982, une bactérie nommée *Helicobacter pylori*, responsable d'une part très importante d'ulcères gastriques alors que, jusque là, ceux-ci étaient attribués au stress ou à une nourriture trop épicée. Qu'en est-il aujourd'hui ? Les deux chercheurs ont obtenu le prix Nobel et les ulcères qui ne résultent pas d'une infection bactérienne, gardent une étiquette « psychosomatique » !

Il est évident que stress et anxiété ont des influences délétères sur le bon fonctionnement de tous les organes notamment parce que lors d'un épisode stressant, l'organisme sécrète de grandes quantités de cortisol et d'adrénaline, les deux hormones du stress dont l'intestin est une cible privilégiée. On notera, par exemple, une exacerbation incontestable des symptômes de côlon irritable lors de manifestations stressantes.

Il n'empêche : le côlon irritable existe chez des personnes chez qui on ne trouve aucune des origines possibles que nous avons envisagées. Force est alors d'établir un diagnostic de « côlon irritable d'origine psychosomatique » et de mettre en place un traitement classique par antispasmodiques, tout en évitant la consommation d'aliments connus pour leur effet irritant : fruits et légumes crus, aliments riches en fibres… Ce ne sont pourtant pas ces aliments qui sont nocifs mais bel et bien l'intestin qui est malade !

A MOINS QUE …

Il est possible cependant que toutes les causes n'aient pas été répertoriées. En effet, de nombreuses recherches sont en cours et des pistes nouvelles voient le jour. Par exemple, on découvre que la plupart des aliments contiennent eux-mêmes des quantités importantes d'enzymes qui, normalement, sont activées dans notre intestin où les conditions sont optimales : pH, chaleur et humidité. Dès lors, ces enzymes participent à un certain degré d'auto-digestion des aliments qui les renferment. Mais les procédés industriels « modernes » (pasteurisation, UHT, traitement par rayonnements ionisants) sont susceptibles de détruire ces enzymes présents naturellement dans les aliments et donc de rendre leur digestion beaucoup plus difficile, uniquement par les enzymes sécrétés par notre intestin. Cela montre que bien des choses restent encore à élucider !

CHAPITRE 6

QUAND L'INTESTIN SE TRANSFORME EN PASSOIRE

Dysbioses, allergies, intolérances, irritations... si tous ces dysfonctionnements peuvent être à l'origine d'un syndrome du côlon irritable, ils peuvent également conduire à un autre syndrome appelé le *leaky gut syndrome* ou syndrome de l'intestin perméable.

Revenons à la paroi de l'intestin et en particulier à son tapissage intérieur. Souvenez-vous de ce paysage. Au niveau de l'intestin grêle, la paroi interne est revêtue d'un épithélium très mince constitué principalement des entérocytes porteurs d'un chapeau à plumes.

Ces cellules sont en contact direct avec un réseau très dense de vaisseaux sanguins dans lesquels passent les micronutriments provenant du matériel nutritif que les entérocytes ont achevé de digérer : glucose, fructose, galactose, triglycérides[39], acides aminés, cholestérol, vitamines, sels minéraux, antioxydants...

Tout ce travail est extrêmement sélectif et, dans les conditions normales, les entérocytes se gardent bien de laisser passer de grosses molécules d'aliments qui ne seraient pas parfaitement digérés, les toxines, les débris de cellules mortes ou les bactéries et les levures. Ces éléments ne peuvent pas non plus passer entre les entérocytes car ceux-ci sont soudés par un ciment pratiquement imperméable[40].

Souvenez-vous aussi de l'extrême minceur de cet épithélium et de la fragilité des entérocytes dont la vie ne dépasse pas deux à trois jours. Enfin, au risque de nous répéter, rappelons le contact étroit avec le système immunitaire.

Au niveau du gros intestin, nous avons vu que le paysage est fortement modifié. Deux types de cellules le tapissent : des cellules absorbantes alternent avec des cellules productrices d'un mucus lubrifiant. Les cellules immunitaires sont rares. Comme au niveau de l'intestin grêle, l'absorption est extrêmement sélective dans les conditions normales. Ici ne passent que l'eau et des « sels », à l'exclusion de toute autre substance étrangère.

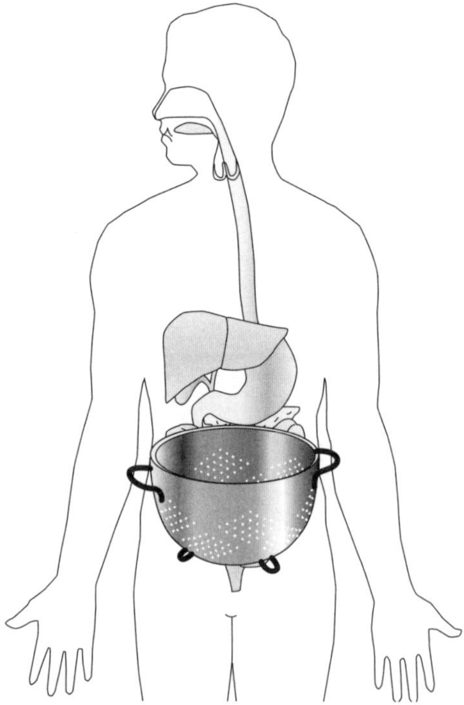

Le Leaky gut syndrome *signifie « syndrome de l'intestin passoire »*

Tant au niveau de l'intestin grêle que du côlon, les fonctions de barrière sélective, aussi fragiles que complexes peuvent être mises à mal dans de nombreuses circonstances qui altèrent les cellules de l'épithélium et/ou le ciment qui les lie entre elles.

L'intestin se transforme alors en véritable passoire et devient perméable à des substances étrangères ; cette situation est qualifiée de *leaky gut* (intestin passoire).

Dans ces conditions, de grosses molécules, des bactéries, des antigènes bactériens et alimentaires ou des débris de cellules mortes sont dès lors susceptibles de passer dans le sang !

Nous avons tous été, à un moment au moins de notre vie, nantis d'un intestin passoire. En effet, chez le nouveau-né et le nourrisson, l'intestin est immature. Ce n'est qu'à l'âge de 2 ans que l'intestin joue pleinement son rôle de barrière sélective grâce à des jonctions serrées efficaces, à la sécrétion de substances protectrices et à une production harmonieuse d'IgA.

Cette situation d'intestin perméable chez le nourrisson présente néanmoins l'avantage de permettre le passage par les interstices entre les entérocytes, des précieuses immunoglobulines A présentes dans le lait maternel. Celles-ci pénètrent dès lors dans la circulation sanguine du bébé et jouent vraisemblablement un rôle protecteur au niveau de toutes ses muqueuses.

En revanche, cette situation est plus ennuyeuse lorsqu'il s'agit du passage de substances pathogènes ou d'antigènes dans la circulation sanguine : des infections ou des allergies alimentaires peuvent apparaître. On voit donc les problèmes éventuels que peut entraîner l'introduction précoce de laits animaux ou d'aliments solides avant la maturation complète de la paroi intestinale, particulièrement en cas d'antécédents familiaux d'allergie.

Mis à part ce *leaky gut* normal du petit enfant, de très nombreuses causes sont susceptibles d'entraîner une perméabilité anormale de la muqueuse intestinale.

A QUOI EST DÛ LE *LEAKY GUT SYNDROME* ?

Le *leaky gut* peut résulter de quatre grands types de situations :
• toutes les formes d'agression et d'irritation de la paroi intestinale ;
• certaines formes de dysbiose, surtout lors d'une prolifération des bactéries de putréfaction ou de levures ;
• l'insuffisance d'apport en matériel permettant la multiplication des entérocytes ;
• le sport intensif.

Nous avons déjà envisagé le rôle délétère de diverses substances irritantes (la consommation abusive et chronique de boissons alcoolisées, les médicaments anti-inflammatoires, les laxatifs...). A ces substances chimiques il faut ajouter les agressions de la paroi intestinale qui ont lieu lors de manifestations allergiques, en particulier la maladie cœliaque et l'allergie au lactose. On citera encore différentes circonstances telles que les parasites intestinaux, une chirurgie abdominale invasive, la chimiothérapie prescrite dans le traitement des maladies cancéreuses, certaines maladies intestinales (la maladie de Crohn, par exemple), le sida, les brûlures corporelles étendues...

Certaines formes de dysbiose sont également susceptibles d'entraîner une inflammation chronique de la paroi intestinale, particulièrement lors d'une prolifération de la flore de putréfaction, lors du développement de colonies bactériennes pathogènes productrices de toxines ou lors de la multiplication des levures. Ces dernières peuvent émettre des prolongements semblables à des bras qui s'insèrent entre les entérocytes et endommagent le ciment des jonctions serrées.

Par ailleurs, nous avons vu que les cellules tapissant la paroi du gros intestin utilisent comme carburant du butyrate, un acide gras synthétisé par des bactéries de la flore intestinale. Ce butyrate peut être produit en quantités insuffisantes par la flore ce qui peut entraîner une altération plus ou moins importante de la muqueuse.

Les entérocytes au chapeau à plumes utilisent, vous vous en souvenez, de la glutamine pour assurer leurs besoins énergétiques. Celle-ci provient, en partie, des protéines de l'alimentation mais aussi d'une synthèse par l'organisme. Lors d'un stress (traumatisme, infection...), le métabolisme énergétique peut être fortement accru avec une augmentation de la consommation de glutamine à différents endroits de l'organisme. Dès lors celle-ci est moins disponible pour la muqueuse de l'intestin grêle. Privés de ce carburant important, les entérocytes risquent de dépérir avec pour conséquence l'apparition d'un *leaky gut*.

Une situation semblable peut se produire lors d'un jeûne plus ou moins prolongé au cours duquel la production de glutamine par l'organisme peut devenir insuffisante en l'absence d'apports alimentaires.

De plus, lors du jeûne, des carences multiples s'installent très rapidement. En effet, si certains éléments essentiels à la vie de nos cellules sont stockés et mis en réserve, d'autres doivent être apportés quotidiennement.

Si on se souvient de la durée de vie extrêmement courte des entérocytes, nécessitant une multiplication frénétique des cellules de remplacement, on ne sera pas étonné qu'un jeûne de plus de 48 heures soit susceptible d'entraîner une augmentation de la perméabilité intestinale : les matériaux de construction sont insuffisants pour le renouvellement des cellules mortes.

Certaines carences alimentaires peuvent être également responsables de troubles intestinaux. Parmi les plus courantes, citons la carence en zinc (lire page 89)

Un autre type d'insuffisance d'apport est susceptible de compromettre les fonctions de barrière sélective de notre intestin ; il ne s'agit cette fois plus d'une carence en micronutriments essentiels mais bien en oxygène, nécessaire à la vie de chacune de nos cellules. Cette situation peut se rencontrer lors d'efforts physiques intenses et prolongés, de l'ordre d'une heure à 80 % de la VO_2 max (le débit maximum d'oxygène qu'un individu peut consommer lors d'un effort). Dans cette situation, une quantité extrêmement importante d'oxygène est consommée par les muscles aux dépens de l'intestin dont les cellules, mal oxygénées, vivent une situation de souffrance aiguë, comparable à une asphyxie, susceptible de les endommager. Ce type de situation se rencontre fréquemment dans le sport de compétition chez les marathoniens, les triathlètes, les cyclistes, les skieurs de fond et lors de tout autre type d'effort extrêmement intense et prolongé.

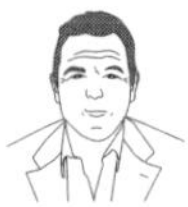

Revenons à Luc, notre musée vivant. Un test simple, appelé « test au lactulose-mannitol », dont nous reparlerons plus loin, montre qu'il présente un *leaky gut*, essentiellement dû à une prolifération de levures dont nous avons déjà parlé.
Ce *leaky gut* peut être renforcé par ses entraînements intensifs à la course à pied qui dépassent largement le niveau du jogger moyen.

LES CONSÉQUENCES SUR LA SANTÉ DU *LEAKY GUT*

La paroi intestinale ne jouant plus son rôle de barrière, divers corps étrangers (antigènes) peuvent pénétrer dans l'organisme de façon plus ou moins importante et entraîner des situations dommageables.

L'excès de stimulation des défenses entraîne alors une réaction à des molécules habituellement bien tolérées et exacerbe la tendance aux manifestations d'allergie atopique.

Par ailleurs, la formation accrue de liaisons antigènes/anticorps pourrait amener le dépôt de ces complexes dans les membranes des articulations et y entraîner des phénomènes inflammatoires avec douleurs articulaires.

De plus, selon certaines études, une perméabilité intestinale accrue pourrait être impliquée dans l'apparition de maladies dites « auto-immunes ».

Les maladies auto-immunes proviennent vraisemblablement d'une destruction plus ou moins importante de nos propres tissus par la production d'anticorps dirigés contre eux : le système immunitaire ne reconnaît plus son « soi » et considère certains de ses organes ou tissus comme des corps étrangers qu'il va dès lors attaquer.

Les maladies auto-immunes pourraient probablement s'expliquer par un phénomène de confusion moléculaire. En voici l'explication. Les allergies se manifestent vis-à-vis de protéines, elles-mêmes constituées d'acides aminés agencés en petits groupes appelés « séquences ». Le caractère allergénique d'une protéine dépend de petites séquences d'acides aminés appelées « épitopes ». Ce sont ceux-ci qui se lient aux anticorps (les immunoglobulines), déclenchant la réaction allergique contre le corps étranger.

Les maladies auto-immunes pourraient s'expliquer par un phénomène de mimétisme moléculaire.

En effet, par une similitude de structure, des séquences d'acides aminés appartenant à l'organisme (au « soi ») peuvent être « confondus » avec les épitopes d'un antigène étranger (le « non soi ») et activer une réaction immunitaire auto-entretenue par contact permanent : l'organisme devient dès lors allergique à certains de ses propres composants par des réactions immunitaires provenant d'une similitude avec des corps étrangers ; on parle de « mimétisme moléculaire ».

De plus en plus d'études établissent un lien entre le *leaky gut* et la fréquence de maladies auto-immunes dans la mesure où une perméabilité intestinale anormale augmenterait la probabilité de rencontre avec des épitopes allergisants divers accroissant l'incidence du mimétisme moléculaire impliqué dans les maladies auto-immunes.

Par ailleurs, la défectuosité des fonctions de barrière permet le passage dans le sang de toxines qui entraînent un surcroît de travail pour le foie. En effet, parmi bien d'autres fonctions, le foie est chargé de transformer les toxines circulantes dans le but de les rendre éliminables, particulièrement par les reins. La première phase de cette détoxication produit des radicaux libres, potentiellement nocifs. Une surcharge de production de radicaux libres peut amener un stress oxydant (voir page 170).

Plusieurs travaux font un lien entre une perméabilité intestinale accrue et certains cas de syndrome de fatigue chronique.

Cette fatigue chronique pourrait être liée à une surcharge du système immunitaire, un surcroît de travail de détoxication hépatique, un état de stress oxydant.

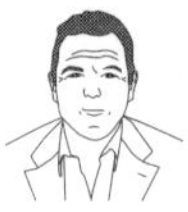

Souvenez-vous des épisodes de fatigue intense dont souffre Luc depuis l'enfance !
Rassurez-vous, il va beaucoup mieux.

Certaines études mettent également en relation un *leaky gut* chez l'alcoolique et le développement d'une cirrhose par résorption d'endotoxines bactériennes qui endommagent le foie.

D'autres, enfin, évoquent qu'une résorption accrue de petites protéines à activité opioïde provenant de l'alimentation, passant à travers un intestin anormalement perméable et pénètrant dans le système nerveux central, pourrait être une des causes de l'autisme (trouble psychiatrique caractérisé par un repli pathologique sur soi accompagné de la perte du contact avec le monde extérieur). On note, dans quelques études, une amélioration des symptômes grâce à un régime sans gluten ni caséine et une récidive à l'arrêt de la diète. En 1998, déjà, Wakefield parlait dans ses travaux de l'entérocolite autistique et de l'axe intestins-cerveau dans les troubles infantiles du développement.

Le *leaky gut* peut également entraîner une résorption de microorganismes pathogènes (bactéries, levures) à travers l'épithélium vers les ganglions voisins et éventuellement d'autres tissus. Cette situation peut se retrouver lors de traumatismes majeurs, de brûlures sévères, de certaines chimiothérapies.

Si une relation formelle n'est pas encore établie entre ces pathologies multiples et un intestin anormalement perméable, les études actuelles ont très largement dépassé le stade de la théorie et laissent la porte ouverte à de multiples investigations.

EN RÉSUMÉ

Nous avons vu que le syndrome du côlon irritable (ou ses manifestations plus ou moins évidentes), tel qu'il est défini par les critères de Rome est loin de résulter principalement d'un stress ou d'une anxiété. Une fois exclue formellement une cause organique par les examens complémentaires adéquats, il nous reste à envisager 7 autres causes possibles :

- La dysbiose
  - par prolifération bactérienne ;
  - par raréfaction de la flore bactérienne ;
- Les allergies alimentaires
- Les « fausses allergies » alimentaires
- Les intolérances alimentaires
- Les irritations chroniques de la paroi intestinale
- La carence en zinc
- Le stress, l'anxiété ou la nervosité, soit en tant que cause primaire, soit comme facteur aggravant d'une cause sous-jacente

Parfois, certains de ces états peuvent entraîner un *leaky gut*. C'est particulièrement le cas des dysbioses de putréfaction, de la prolifération de levures et de fortes agressions de la paroi intestinale (chimiothérapie, maladie cœliaque, allergie au lait, prise chronique d'anti-inflammatoires à fortes doses, surconsommation d'alcool...). On gardera en mémoire la pratique sportive intensive et le jeûne prolongé au-delà de 48 heures.

Il nous reste maintenant à débroussailler les multiples causes qui peuvent aboutir à des symptômes de côlon irritable : ce sera l'étape du diagnostic différentiel.

Une fois le diagnostic établi, nous envisagerons les solutions possibles.

TROISIÈME PARTIE

LES NOUVELLES PISTES DE DIAGNOSTIC ET DE TRAITEMENTS

Le but de cet ouvrage n'est pas de proposer un livre de recettes. Il est destiné à ouvrir de nouvelles pistes. Si vous souffrez d'un syndrome du côlon irritable, si tous les examens nécessaires dans le but d'exclure une pathologie organique ont été réalisés et se sont révélés négatifs, si les symptômes persistent, parfois depuis bien longtemps, en dépit d'un traitement suivi, n'hésitez pas à consulter à nouveau votre médecin.

Lui seul peut envisager ces nouvelles pistes à travers l'histoire détaillée de votre maladie, un examen clinique et le choix d'examens complémentaires.

Lui seul peut établir un diagnostic aboutissant à un traitement adéquat, en toute connaissance de cause, en faisant intervenir son intuition, son discernement, son expérience, en laissant la porte ouverte à des investigations plus approfondies au cas où le traitement instauré ne donnerait pas les résultats escomptés.

Cet ouvrage n'a pas la prétention de se substituer à votre médecin, il ne fait pas office de consultation médicale, il est simplement là pour vous aider à mieux comprendre votre maladie.

CHAPITRE 1

QUELLE EST L'ORIGINE DE VOTRE SYNDROME ?

NOUS AVONS VU LES 7 GRANDES CAUSES DE CÔLON irritable. Votre médecin, grâce à un questionnaire détaillé, pourra déjà débroussailler le terrain.

QUELLE EST LA CONSISTANCE DES SELLES ?

Des selles moulées mais pâteuses peuvent être le signe d'une dysbiose mais cette situation peut néanmoins s'avérer normale chez certains individus.

Des selles liquides ou « en bouse » signent généralement un transit accéléré avec diminution de la résorption d'eau ; elles proviennent souvent de spasmes des muscles lisses qui entourent l'intestin, suite à une irritation de la paroi de celui-ci.

Ces selles liquides peuvent également être faussement diarrhéiques et résulter non pas d'une accélération du transit mais, au contraire, d'un séjour prolongé dans le gros intestin accompagné de phénomènes d'irritation avec une augmentation de sécrétion de mucus.

Dans ces conditions, on pourra également assister à l'émission de selles liquides avec des fragments solides.

Des selles spongieuses sont souvent liées à une augmentation des phénomènes de fermentation et à une accélération du transit au niveau de l'intestin grêle.

1. Les selles :
circonstance, couleur, présence de débris alimentaires, gaz (abondance, odeur) + troubles digestifs : ballonnements gastriques brûlures d'estomac, éructations, mauvaise haleine...

2. Histoire de l'apparition des symptômes :
prise d'antibiotiques, infection intestinale, chimiothérapie, traitement par antiacides

3. Analyse détaillée de l'alimentation :
mastication suffisante
pas trop de glucides raffinés
pas trop de protéines
suffisamment de fibres
équilibre général :
- vitamines
- oligo-éléments
- acides aminés essentiels
- acides gras essentiels
- antioxydants

4. Relation de cause à effet
entre l'apparition des symptômes et la prise de certains aliments

5. Prise de produits irritants :
alcool, laxatifs, anti-inflammatoires, chimiothérapie...

6. Stress, en tant que facteur causal ou aggravant

7. Signes généraux associés :
fatigue, maux de tête, tendance dépressive, crampes musculaires, douleurs articulaires, maladies auto-immunes

Le questionnement (l'anamnèse) doit porter sur l'aspect des selles, la présence dans celles-ci de débris alimentaires non digérés, l'émission de gaz et leurs caractéristiques, les troubles digestifs associés, l'historique de l'apparition des symptômes, une analyse détaillée de l'alimentation, la relation de cause à effet entre l'apparition des symptômes et la prise de certains aliments, la consommation de produits potentiellement irritants pour l'intestin, les facteurs de stress et certains signes généraux associés.

Des selles dont la consistance évoque celle d'une pâte à modeler peuvent être liées à une présence excessive de graisses (et donc à une mauvaise digestion de celles-ci) ou de gluten non digéré dans le cas d'une maladie cœliaque.

DE QUELLE COULEUR SONT-ELLES ?

Des selles jaunes ou ocre sont le témoin d'un transit intestinal trop rapide où les pigments biliaires n'ont pas eu le temps d'être transformés en stercobilinogène qui donne aux selles leur couleur brune normale. On peut rencontrer ce type de selles en cas de dysbiose.

Bilirubine (couleur jaune)

↓ Dans la région entre l'intestin grêle et le côlon

Stercobilinogène (couleur ocre)

↓ Au niveau du côlon

Stercobiline (couleur brune)

La couleur des selles provient de pigments présents dans la bile et transformés lors de leur parcours intestinal. C'est la stercobiline qui donne aux selles leur couleur brun foncé normale. Elle provient de la transformation de stercobilinogène, lui-même dérivé de la bilirubine de la bile. Ces différentes transformations se produisent au fur et à mesure de la progression des pigments biliaires dans l'intestin.

Les selles peuvent également être de couleur mastic par transformation de la stercobiline en leucostercobiline ; cette situation se rencontre parfois lors d'une prolifération des bactéries de fermentation mais cette couleur mastic peut également résulter d'une insuffisance en pigments biliaires, donc en bile[41].

Les selles peuvent être rouges en cas de saignements abondants au niveau du tube digestif ou de saignements se produisant dans la partie basse de l'intestin[42].

Ces selles rouges peuvent aussi tout simplement provenir, surtout chez l'enfant, d'une alimentation riche en carotènes, présents dans les carottes. Les betteraves rouges peuvent donner aux selles une couleur rouge violacée.

Des selles très noires sont souvent le témoin de la présence dans les selles de sang digéré, soit par saignement situé dans la partie haute de l'intestin, soit par consommation d'aliments contenant du sang (boudin noir).

EST-CE QUE LES SELLES RENFERMENT DES DÉBRIS ALIMENTAIRES ?

La cause la plus fréquente est un déficit de mastication mais il peut également s'agir d'une accélération du transit intestinal ou d'une déficience de la digestion, principalement au niveau de l'estomac (voir page 23 et 60).

QUID DE L'ODEUR DES GAZ ÉMIS ?

On ne manquera pas, en cas de flatulences et de ballonnements, d'interroger sur l'odeur des gaz émis. Des gaz très abondants et peu odorants sont souvent liés à une prolifération des bactéries de fermentation. Ces gaz peuvent devenir très malodorants lorsqu'une prolifération de levures accompagne ces phénomènes de fermentation exacerbés mais également en cas de prolifération des bactéries de putréfaction.

D'AUTRES TROUBLES DIGESTIFS SONT-ILS PRÉSENTS ?

Digestion lente, halitose (mauvaise haleine), ballonnements au niveau de l'estomac, sensation de brûlures au niveau de l'œsophage, éructations ?

Vous vous souviendrez, par exemple qu'une prolifération de bactéries dans l'intestin grêle (SIBO pour *Small Intestine Bacterial Overgrowth*) peut provenir d'une insuffisance de production d'acide chlorhydrique par l'estomac. Cette situation résulte de causes diverses, en particulier le vieillissement, une consommation excessive d'alcool, la prise de certains médicaments antiacides ou une carence en zinc.

Les personnes qui ne sécrètent pas suffisamment d'acide chlorhydrique (hypochlorhydrie) sont rassasiées immédiatement après la prise d'un repas, même peu important et le repas est souvent suivi d'éructations accompagnées parfois même de sensations de brûlures au niveau de l'œsophage – ce qui pourraient au contraire faire penser à un excès d'acide. Un vieux test tout simple permet parfois de faire la différence entre hyper- et hypoacidité : la prise, à jeun, d'un peu de vinaigre de cidre améliore les symptômes de l'hypochlorhydrie et les exacerbe en cas de production acide excessive

QUAND LES SYMPTÔMES SONT-ILS APPARUS ?

Il est, par ailleurs, extrêmement important de déterminer l'historique de l'apparition des symptômes. On pourra ainsi mettre en relation une prise antérieure d'antibiotiques à large spectre, une infection intestinale, même relativement ancienne, ou un traitement par radio- ou chimiothérapie, toutes causes pouvant entraîner une dysbiose. Vous vous souviendrez également qu'un traitement par certains antiacides destinés à traiter un ulcère gastrique ou une œsophagite peut entraîner une prolifération de bactéries dans l'intestin grêle (SIBO).

EST-CE QUE VOUS MÂCHEZ SUFFISAMMENT ?

Il faudra également s'interroger sur la qualité de la mastication. Nous avons vu l'importance de celle-ci pour l'ensemble de la digestion et une mastication défectueuse est une cause non négligeable de dysbiose.

QU'EST-CE QUE VOUS MANGEZ ?

Les renseignements concernant l'alimentation peuvent orienter vers tel ou tel type de dysbiose. Rappelons qu'une prolifération des bactéries de fermentation (et parfois, de façon concomitante, de levures) peut survenir dans le cadre d'une **alimentation trop riche en glucides** (voir page 57), particulièrement en sucre, en sucreries et en amidons raffinés (pain blanc, pâtes alimentaires, biscuits, gaufre, pâte à pizza...).

Une prolifération des bactéries de putréfaction peut, quant à elle, résulter d'une **consommation excessive de viande**, de produits protéinés (comme, par exemple, lors d'une diète hyperprotéinée) ou de matières grasses (en se souvenant que celles-ci sont parfois « cachées » dans certains aliments).

On déterminera également les apports en **fibres** qui se raréfient de plus en plus dans l'alimentation de type occidental.

Rappelons que ces fibres constituent une « nourriture naturelle » des bactéries de fermentation. Une alimentation pauvre en fibres (peu de pain complet, légumineuses, fruits et légumes...) pourra donc entraîner une insuffisance de développement des bactéries de fermentation et donc une prolifération des bactéries de putréfaction ou de germes pathogènes.

Dans ce cas des troubles intestinaux peuvent apparaître systématiquement après la prise occasionnelle d'un aliment riche en fibres.

Vous vous souviendrez également de la surface considérable de la paroi intestinale et de la fragilité de la muqueuse qui la tapisse, dans la mesure où la durée de vie des cellules de revêtement n'excède pas deux ou trois jours ; 100 millions de cellules doivent être renouvelées chaque minute ! Cette intense activité nécessite des apports énergétiques importants et une fourniture incessante de matériaux de construction, de substances essentielles au métabolisme et d'éléments protecteurs de façon à conserver une paroi abdominale jouant idéalement ses fonctions de barrière.

Il faudra donc s'assurer que l'alimentation apporte en suffisance : vitamines, sels minéraux, antioxydants, acides gras et acides aminés essentiels (lire page 163). Rappelons, en l'occurrence, l'apport primordial en fruits et légumes, en protéines d'origine animale et, d'une façon générale, la nécessité d'une alimentation aussi variée que possible.

On notera néanmoins que les symptômes de côlon irritable sont parfois exacerbés par la consommation d'aliments fibreux (pain complet), de fruits, de légumes crus et même de certains légumes cuits (choux, poivrons, tomates...).

Dans l'énorme majorité des cas, il ne s'agit pas de phénomènes allergiques ou de fausses allergies mais bien d'un effet d'irritation de ces aliments sur un côlon enflammé.

L'attitude fréquente qui consiste à éradiquer définitivement ces aliments n'est pas adéquate : c'est l'intestin qui est malade et non les aliments incriminés qui sont toxiques. Si ceux-ci doivent être momentanément évités, un traitement adéquat des causes de l'inflammation intestinale permettra, au bout d'un temps plus ou moins long, de réintroduire progressivement ces aliments mal tolérés qui deviendront, dès lors, le témoin d'une amélioration de la maladie.

Indépendamment des aliments « irritants », l'analyse de l'alimentation portera par ailleurs sur une éventuelle relation de cause à effet entre la prise de certains aliments et l'apparition où l'exacerbation des symptômes de côlon irritable (voir page 83).

Souvenez-vous que le lait et ses dérivés représentent une des causes les plus fréquentes **d'intolérance alimentaire** chez l'adulte, que certains aliments sont plus particulièrement allergisants (gluten, lait, œufs, poissons, crustacés, mollusques, arachides, noix, sésame, soja, céréales, fruits et légumes divers...) et que d'autres sont susceptibles d'amener des réactions mimant des allergies, en particulier par libération d'histamine (aliments et boissons fermentés, poissons, crustacés, fromages, chocolat, fraises, tomates, blanc d'œuf...).

PRENEZ-VOUS DES MÉDICAMENTS OU DES PRODUITS IRRITANTS ?

Nous avons vu les effets de certaines substances qui peuvent aller jusqu'au *leaky gut* : prise anarchique de laxatifs, consommation chronique d'anti-inflammatoires, abus d'alcool...

ETES-VOUS STRESSÉ ?

Les facteurs de stress sont susceptibles d'exacerber les symptômes mais rarement, à eux seuls, d'entraîner de façon chronique un syndrome du côlon irritable.

QUEL EST VOTRE NIVEAU D'ACTIVITÉ PHYSIQUE ?

Il faut garder en mémoire que le sport intensif est susceptible de provoquer un *leaky gut* (voir page 93).

QUELS SONT LES AUTRES SIGNES ?

On terminera cette longue enquête par des questions sur la présence de signes généraux fréquemment associés à une altération des fonctions de barrière intestinale.

On interrogera sur la présence de douleurs articulaires, maux de tête, vertiges, bourdonnements d'oreilles, conjonctivite, crampes musculaires, tendance dépressive, fatigue, en particulier après les repas... Bien que faisant l'objet de controverses, ces manifestations pourraient être liées, selon certaines études, à des réactions à immunoglobulines G, particulièrement lors d'un *leaky gut*. Nous en reparlerons. Une fois achevé ce questionnement fouillé, le médecin procédera à un examen clinique complet.

Cette longue consultation n'est évidemment pas praticable par des médecins pressés !

De toutes ces informations peuvent se dégager des pistes plus ou moins évidentes : dysbiose, allergie, intolérance, prise de produits irritants, sport intensif, stress, anxiété ? Il est plus difficile d'établir un diagnostic différentiel médical que de détecter les causes d'une panne de votre automobile !

D'autant plus que, comme c'est parfois le cas en médecine, plusieurs pannes peuvent survenir simultanément : différentes causes peuvent être intriquées.

Pour peaufiner son diagnostic, le médecin dispose de nombreux moyens d'investigation complémentaires allant de prises de sang plus ou moins sophistiquées à l'examen des selles, à des tests portant sur les urines, voire à des dosages effectués sur l'haleine.

Ici encore, c'est au praticien et à lui seul de faire le choix des examens complémentaires judicieux qu'il jugera nécessaires et de les prescrire en fonction des éléments recueillis lors de l'entretien et de l'examen clinique.

Citons tout de même à titre indicatif les principaux examens complémentaires dont dispose le praticien.

LE BILAN SANGUIN

Une analyse de sang permet d'orienter le diagnostic de façon plus ou moins précise.

• La maladie cœliaque est l'une des causes relativement fréquente de syndrome du côlon irritable. Il est difficile, voire impossible, de mettre en évidence cette maladie par un simple questionnaire et un examen clinique lorsqu'elle est latente. La question se pose donc de l'opportunité, devant tout symptôme de côlon irritable, de pratiquer systématiquement une prise de sang avec recherche d'anticorps de type IgA (dits « anti-gliadine » et « anti-endomysium »).

Ces examens ne sont toutefois pas fiables à 100 %, loin s'en faut. En effet, la fréquence d'une déficience globale en IgA est 10 fois plus importante chez les sujets cœliaques que dans la population générale et ces anticorps IgA « spécifiques » peuvent être absents même en cas de maladie avérée.

Néanmoins, une positivité de ces anticorps constitue une forte présomption de la maladie dont le diagnostic formel ne pourra être posé que par une biopsie avec examen au microscope. Cet examen invasif se justifie néanmoins par les dégâts inéluctables que provoque à plus ou moins long terme la maladie cœliaque et par le régime extrêmement sévère qui doit être imposé. Nous en reparlerons dans le chapitre suivant consacré aux traitements.

• Plusieurs dosages sanguins (CRP, ferritine…) peuvent mettre en évidence un phénomène inflammatoire non spécifique.
• Une élévation de la quantité de certains globules blancs (appelés éosinophiles) peut correspondre à des phénomènes allergiques, à la présence de différents parasites dans l'intestin ou à une prolifération de levures.

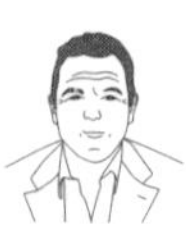

Souvenez-vous que, lors de sa première consultation, Luc nous a fourni de nombreux examens sanguins qui montraient des élévations périodiques de ses globules blancs de type éosinophiles. Cette élévation des éosinophiles a pu, par la suite, être mise en relation avec une prolifération de levures intestinales. Depuis que cette prolifération de levures a été traitée, les poussées d'éosinophilie ont complètement disparu et ce, depuis plusieurs mois.

• Il est également possible de doser les anticorps de type IgE et IgG. On peut même les doser de façon spécifique pour différents aliments et il existe ainsi des panels de tests d'allergie à IgE et IgG vis-à-vis de plusieurs dizaines, voire de plusieurs centaines d'aliments.

Les tests à IgE s'appellent « rasts » et mettent en évidence des réactions allergiques spécifiques.

Les tests à IgG sont, nous l'avons déjà dit, sujets à controverse ; nous en reparlerons dans les chapitres suivants.

• Nous avons également parlé de l'importance du zinc qu'il est possible de doser dans le plasma.

LES ANALYSES DE SELLES

Différents examens, chimiques ou microscopiques plus ou moins sophistiqués peuvent être réalisés sur un prélèvement de selles.

• Les analyses chimiques peuvent mesurer le pH. Le pH mesure le degré d'acidité ou d'alcalinité. Une valeur de 7 qualifie un pH neutre ; un pH supérieur à 7 définit un milieu alcalin ; un pH inférieur à 7 se rencontre en milieu acide. Le pH normal des selles se situe entre 6,5 et 7,5.

Des valeurs acides correspondent fréquemment à une production excessive d'acides organiques suite à une prolifération de la flore de fermentation et/ou à une faible production d'ammoniaque par la flore de putréfaction. Un pH acide peut également résulter d'une insuffisance des sécrétions alcalines par le pancréas et l'intestin grêle.

Au contraire, un pH alcalin peut être le résultat d'une production insuffisante d'acides organiques par la flore de fermentation, d'une production excessive d'ammoniaque par la flore de putréfaction.

• On pourra également doser les pigments biliaires (stercobilinogène, stercobiline et bilirubine) qui, comme nous l'avons vu, peuvent témoigner d'un transit intestinal perturbé mais aussi un déficit de sécrétion de bile par le foie (voir page 111).

• La présence de mucus dans les selles (normalement absent) est le signe d'une irritation de la muqueuse intestinale.
• Un dosage d'ammoniaque (normalement présent en petites quantités dans les selles) peut également s'avérer utile ; une augmentation de l'ammoniaque signe généralement une augmentation de production par des bactéries de putréfaction.
• Le dosage de certains enzymes du pancréas permet de vérifier le fonctionnement normal de celui-ci.
• On pourra également mesurer la quantité d'acides gras à chaîne courte fabriqués par les bactéries de la flore intestinale et utilisés comme carburants par les cellules qui tapissent la paroi du gros intestin (voir page 39).
• Le dosage d'histamine fécale peut renseigner sur une inflammation de la muqueuse ou sur la présence d'aliments riches en histamine, susceptibles de déclencher de fausses allergies alimentaires (voir page 83).
• Une augmentation anormale du taux d'IgA dans les selles (voir page 70) peut être le témoin d'un phénomène inflammatoire ; une diminution des IgA peut correspondre à une souffrance des cellules de la paroi intestinale, éventuellement accompagnée d'un *leaky gut*. On pourra même doser dans les selles les IgA anti-gliadine fécales, plus spécifiques d'une maladie cœliaque, en tenant néanmoins compte des remarques qui ont été faites à propos du dosage de ces IgA dans le sang.
• Si la présence d'aliments non digérés dans les selles peut être évidente, une analyse microscopique permet de voir des fibres musculaires ou végétales non détectables à l'œil nu. Elles peuvent témoigner d'une mastication défectueuse mais aussi d'une insuffisance de digestion par l'estomac ou par le pancréas.
• La microbiologie s'efforce également de mettre en évidence les différents germes de la flore dominante, de putréfaction ou de fermentation et la présence dans les selles de germes pathogènes et de levures.

Ces analyses font appel à des techniques sophistiquées ; le prélèvement de selles est mis en culture au laboratoire dans le but de voir se développer les différentes colonies microbiennes et de pouvoir ainsi les reconnaître au microscope. Ce type d'examen se heurte malheureusement à de nombreux problèmes techniques dans la mesure où le milieu de vie de l'écosystème intestinal diffère fondamentalement de celui du laboratoire, par ses conditions de température, d'humidité, de pH et de ressources nutritives.

La mise en culture des germes de la flore intestinale se complique encore du fait que la plupart des espèces bactériennes qui colonisent l'intestin et la plupart des levures, vivent dans des conditions strictement anaérobies (c'est-à-dire en l'absence d'oxygène).

La microbiologie intestinale est donc réservée à des laboratoires ultraspécialisés et encore, leurs résultats ne sont pas toujours concordants !

Les levures sont particulièrement difficiles à mettre en évidence car elles ne se plaisent guère en-dehors de l'écosystème intestinal et ne se développent pas toujours dans les milieux de culture des laboratoires. Il en résulte un taux important de résultats faussement négatifs.

En dehors de l'examen direct ou indirect des selles, d'autres types d'examens réalisables en laboratoires spécialisés ont également été mis au point.

LE TEST DE L'HALEINE

Ce test a pour but de mesurer la quantité d'hydrogène et de méthane dans l'air expiré.

Ces deux gaz sont produits par les bactéries de la flore intestinale et sont anormalement présents lors d'un SIBO (*Small Intestine Bacterial Overgrowth*) (voir page 56) ou par prolifération de bactéries suite à l'ingestion de lactose dans le cas d'une intolérance à cette molécule.

D'autres examens, plus spécialisés encore, identifient les germes présents dans l'intestin par un repérage de séquences de gènes[43] bactériens qui permettent d'identifier les innombrables germes qui colonisent notre tube digestif.

Les études récentes qui utilisent ces techniques mettent régulièrement en évidence la présence de germes jusqu'ici méconnus. Ce type de recherche n'est actuellement pas possible lors d'examens de routine.

LE TEST URINAIRE

Ce test assez simple et amusant est appelé test au lactulose-mannitol. Il peut mettre en évidence la perméabilité anormale de l'intestin rencontrée dans le cadre du *leaky gut* (voir page 93)

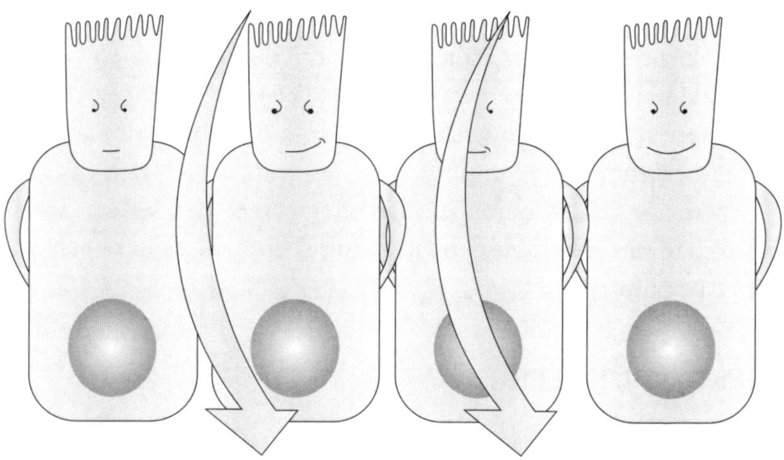

Test de perméabilité de la paroi de l'intestin au lactulose-mannitol.

Le lactulose et le mannitol sont deux molécules de sucre de petite dimension, résorbés différemment au niveau de l'intestin grêle. Revoici donc les entérocytes au chapeau à plumes.

Dans les conditions normales, le mannitol pénètre activement dans les entérocytes.

Le lactulose, quant à lui, passe la barrière intestinale par les ponts qui cimentent les entérocytes entre eux.

Dès lors, ces deux substances passent dans le sang et, comme elles ne sont ni utilisées, ni modifiées dans l'organisme, sont éliminés telles quelles dans les urines.

Le test au lactulose-mannitol consiste à absorber une boisson qui contient ces deux sucres et à les doser six heures plus tard dans les urines.

Un mannitol et un lactulose urinaires très bas signifient une malabsorption.

Un mannitol et un lactulose urinaires très élevés correspondent à un intestin passoire, donc à un *leaky gut*.

Un lactulose urinaire élevé et un mannitol bas peuvent être liés à un *leaky gut* (avec passage anormal entre les bras des entérocytes) associé à une mauvaise absorption des petites molécules par des entérocytes en souffrance. On rencontre fréquemment cette situation dans le décours d'une maladie cœliaque ou lors d'une allergie vraie au lactose.

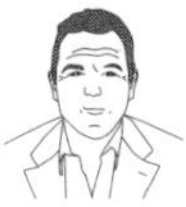

Nous avons réalisé ce test chez notre ami Luc. Le lactulose et le mannitol dosés dans ses urines sont anormalement élevés et signent un *leaky gut*.

Tous ces tests que nous venons de passer brièvement en revue sont des outils qui, bien sûr, doivent être utilisés avec discernement en fonction de l'historique de la maladie et des signes cliniques : certains sont relativement coûteux, d'autres désagréables, incommodants, voire invasifs.

Une fois encore, c'est au praticien de les sélectionner et de les utiliser à bon escient.

PRISE DE SANG
➡ Anticorps IgA anti-gliadine et anti-endomysium ➡ CRP, ferritine et autres tests de mesure de l'inflammation ➡ Globules blancs de type éosinophile : allergie, parasites, levures ➡ IgE : allergies « immédiates » ➡ IgG : allergies « retardées »
ANALYSE DES SELLES
➡ Analyse chimique ➡ pH ➡ Ammoniaque ➡ Pigments biliaires ➡ Mucus ➡ Enzymes pancréatiques ➡ Acides gras à chaîne courte (AGCC) ➡ Histamine ➡ IgA ➡ Analyse microscopique ➡ Fibres musculaires ou végétales ➡ Coproculture (culture des selles)
TEST DE L'HALEINE
TEST URINAIRE AU LACTULOSE-MANNITOL

Principaux examens complémentaires utilisés dans le diagnostic du syndrome du côlon irritable.

Néanmoins il serait étonnant qu'une ou plusieurs causes précises de côlon irritable ne soient pas mises en évidence au terme de toutes ces investigations et que vous soyez renvoyé à la maison avec un diagnostic de côlon irritable purement psychosomatique avec lequel il vous faudra bien vivre pour le restant de vos jours... en évitant les légumes crus et le pain complet ! Il nous reste maintenant, une fois établi le diagnostic, à proposer le ou les traitements adéquats.

CHAPITRE 2

EN ROUTE VERS LA GUÉRISON

Une amélioration notable, voire une disparition des symptômes du côlon irritable est illusoire si l'on ne s'attaque pas à ses causes.

Une dysbiose par prolifération des bactéries de fermentation récidivera si les apports de sucreries sont excessifs ; une allergie au lactose se produira toujours en présence de lait ; une maladie cœliaque continuera à faire des dégâts tant que le gluten n'aura pas été complètement éradiqué de l'alimentation ; une irritation chronique de l'intestin ne pourra être guérie que si l'on évite l'abus de boissons alcoolisées ou la consommation chronique de laxatifs.

En fonction des cas, il faudra donc rééquilibrer l'alimentation par des mesures nutritionnelles adéquates, supprimer les aliments allergisants ou intolérés, soutenir une digestion éventuellement défectueuse, tuer des germes pathogènes ou des levures qui ont proliféré, optimiser la microflore, éviter les agresseurs de l'écosystème et de la paroi de l'intestin et abaisser la perméabilité intestinale en cas de *leaky gut*. Donc, dans les grandes lignes :

Equilibrer l'alimentation :

- Veiller à des apports suffisants en vitamines, sels minéraux, acides aminés et acides gras essentiels, antioxydants.
- Fournir des fibres alimentaires en quantités suffisantes par la consommation régulière d'amidons bruts (peu ou non raffinés).

• Eviter la consommation excessive de sucres et de sucreries, ainsi que d'amidons raffinés (produits à base de farine blanche : pain blanc, biscuits, pâtes…), de graisses et de viande.

Eviter les aliments allergisants ou mal tolérés

• Exclure définitivement les aliments responsables de réactions à IgE.

• Exclure définitivement le gluten en cas de maladie cœliaque.

• Exclure temporairement les aliments responsables de réactions à IgG ou établir un régime de rotation.

Soutenir une digestion défectueuse

• Veiller à une mastication correcte.

• Prendre une forme diluée d'acide chlorhydrique en cas d'insuffisance de production acide par l'estomac.

• Prendre des enzymes en cas d'insuffisance pancréatique.

Aider la microflore

• Par la prise de probiotiques (surtout bacilles lactiques : lactobacilles et bifidobactéries vivants), soit :

- sous forme pharmaceutique ;
- sous forme de produits lactés « thérapeutiques » ;
- sous d'autres formes : choucroute, kefir, tempeh…

• Par la prise éventuelle de prébiotiques, fibres solubles qui favorisent la croissance des bacilles lactique.

• Par la consommation d'aliments contenant des fibres insolubles et éventuellement la prise de suppléments de ce type de fibres.

Eliminer les germes pathogènes

• Par la prise d'antibiotiques et/ou d'antimycosiques.

• Par la prise éventuelle d'adjuvants : extrait de pépins de pamplemousse, huile essentielle d'origan…

Eviter les agresseurs de l'écosystème intestinal et de la paroi

• Eviter les consommations excessives, même ponctuelles, d'alcool, d'épices fortes.

• La prise d'un traitement par anti-inflammatoires pourrait parfois être beaucoup plus limitée dans le temps.

• Un traitement par les antiacides de la nouvelle génération pourrait être abrégé par un régime alimentaire adéquat ou par un dépistage et un traitement d'une bactérie appelée *Helicobacter pylori* parfois responsable d'ulcères gastriques.

• Eviter autant que possible les laxatifs irritants par des mesures hygiéno-diététiques (respecter le besoin d'aller à la selle, faire un peu d'exercice physique, s'hydrater suffisamment) associés éventuellement à la prise de probiotiques et de fibres.

Réduire la perméabilité intestinale

Reprenons maintenant ces différents cas de figure point par point avec plus de détails.

RÉÉQUILIBRER L'ALIMENTATION

Vous lirez, dans l'appendice consacré à l'alimentation optimale, la nécessité d'une alimentation variée, fournissant toutes les substances essentielles : vitamines, sels minéraux, acides aminés, acides gras essentiels et antioxydants.

Le métabolisme intense de l'intestin est très vulnérable à des carences d'apport.

Par ailleurs, vous éviterez les apports excessifs en sucres simples (sucre et sucreries diverses, jus de fruits...) ainsi qu'en amidons raffinés, susceptibles d'entraîner une prolifération des bactéries de fermentation et vous ne consommerez pas non plus trop de viande qui pourrait favoriser le développement des colonies bactériennes de putréfaction.

Si les graisses ne doivent évidemment pas être apportées en excès, il faut également savoir qu'une alimentation trop pauvre en lipides (particulièrement de type oméga-6 et oméga-3) peut déprimer le système immunitaire.

Il faudra également veiller à « nourrir » l'écosystème intestinal par la fourniture suffisante de glucides complexes (amidons non raffinés) et de fibres végétales.

Certaines de ces fibres, appelées FOS ou fructo-oligosaccharides (voir plus loin) sont particulièrement intéressantes pour le développement harmonieux des lactobacilles et des bifidobactéries. On les trouve en particulier dans les artichauts, les chicorées, les poireaux, les oignons, les salsifis, les tomates, les bananes…

Rappelons aussi l'importance de protéines de bonne qualité, sans toutefois tomber dans l'excès (les protéines animales sont les plus riches en glutamine, « carburant » des entérocytes).

En cas d'allergie immédiate (à IgE), il est prudent d'éliminer à vie les aliments responsables dans la mesure où ce type d'allergie peut devenir de plus en plus violent au fur et à mesure des contacts, jusqu'à prendre une tournure gravissime – la personne peut décéder.

En cas d'allergie à IgG, la controverse est encore de mise. Certaines études conseillent une exclusion temporaire des aliments allergisants (pendant une période variant de trois à six mois) ou un plan de rotation : chaque aliment incriminé ne sera consommé qu'une fois au maximum tous les quatre jours.

Il faudra également éliminer les aliments responsables de fausses allergies ou d'intolérances.

L'éradication de certains aliments ou groupes d'aliments peut poser un problème de carence d'apports. Cette situation est néanmoins relativement rare mais nécessite les conseils d'un médecin nutritionniste ou d'un diététicien expérimenté. A titre d'exemple, on pourrait craindre une carence en calcium en cas d'évitement du lait et des produits lactés mais des apports calciques suffisants sont assurés par certaines eaux minérales, par les poissons gras, en particulier les sardines consommées avec leurs arêtes), les fruits de mer, les fruits secs, les brocolis et autres choux, les légumes verts, les pois chiches, les figues, les dattes…

La maladie cœliaque pose de gros problèmes dans la mesure où le gluten est omniprésent, en particulier dans la plupart des céréales et, d'une façon générale, dans l'alimentation courante. Il doit pourtant être formellement exclu.

La mise en place d'un régime adéquat nécessite le recours à un médecin nutritionniste ou à un diététicien spécialisé. De nombreux sites Internet permettent de trouver des solutions de remplacement aux produits à base de gluten et proposent des échanges de conseils entre les personnes atteintes de la maladie.

SOUTENIR UNE DIGESTION ÉVENTUELLEMENT DÉFECTUEUSE

Une mastication défectueuse est certainement une des causes les plus fréquentes de maldigestion. Elle résulte d'habitudes souvent ancrées qui nécessitent une vraie « gymnastique de réadaptation ». Une dentition défectueuse appelle des soins.

L'insuffisance en acide gastrique peut être améliorée par une prescription médicale d'une forme diluée d'acide chlorhydrique.

L'insuffisance pancréatique peut justifier d'une aide par la prise d'enzymes au moment des repas (amylase, lipase, protéase).

AIDER LA MICROFLORE

Depuis plusieurs siècles, dans le Caucase, en Europe de l'Est et au Moyen Orient on consomme des **produits laitiers fermentés** traditionnellement associés à une bonne santé et à une longue vie.

A la fin du XIXe siècle, l'essor de la microscopie mettait en évidence des différences entre les flores intestinales d'individus sains et celles de gens malades.

Au début du XXe siècle, Elie Metchnikoff, zoologiste et biologiste russe, prix Nobel pour ses travaux sur l'immunité, fut le premier à mettre en évidence les effets préventifs et même curatifs d'un traitement par bactéries lactiques lors de certaines infections intestinales. Cette découverte entraîna une augmentation sensible de la consommation de produits laitiers fermentés jusqu'aux années 1920. Ce relatif engouement régressa néanmoins par la suite.

Ce n'est qu'au début des années 1960 que reprennent des travaux de recherche de plus en plus nombreux portant sur la flore intestinale, entraînant un nouvel intérêt pour le yaourt, avec des disparités de consommation tout de même considérables d'une région du monde à l'autre : si le Français avale en moyenne près de douze kilos de produits lactés fermentés par an, le Nord-Américain n'en consomme « que » trois kilos.

Assez récemment, l'industrie agroalimentaire a introduit sur le marché des produits lactés fortement enrichis en bactéries susceptibles de favoriser la flore intestinale et on trouve également en vente libre des préparations diverses sous forme de poudres ou de gélules à forte concentration de ce qu'il est désormais convenu d'appeler des « probiotiques ».

DÉFINITION D'UN PROBIOTIQUE

Les probiotiques ont été définis en juillet 2002 par la *Food and Agriculture Organization* des Nations Unies et l'OMS comme « des microorganismes vivants qui, lorsqu'ils sont consommés en quantités adéquates, produisent un bénéfice pour la santé de l'hôte ».
Les plus courants sont des bactéries lactiques : des lactobacilles (du genre *Lactobacillus*) et des bifidobactéries (du genre *Bifidus*).

CE QUE DISENT LES ÉTUDES

Les très nombreuses études réalisées, en cours, et certainement à venir, portent sur des variétés multiples.

Les germes les plus étudiés sont : *Lactobacillus GG* (ou *Lactobacillus rhamnosus*), *Lactobacillus acidophilus*, *Lactobacillus casei* et *Bifidobacterium bifidum* mais on doit aussi citer *Bacillus bifidus*, *Bifidobacterium longum*, *Bifidobacterium lactis*, *Lactobacillus reuteri*, *Lactobacillus bulgaricus*, *Lactobacillus plantarum* ... et aussi d'autres genres : *Streptococcus thermophilus*, *Saccharomyces boulardii*, *Saccharomyces cerevisiae* (les *Saccharomyces* sont en réalité des levures), etc.

Cette grande diversité pose problème dans la mesure où les différentes études sont bien souvent réalisées avec des souches bactériennes différentes et rien ne dit que les vertus accordées à l'une sont attribuables aux autres de façon identique.

Quoi qu'il en soit, et donc de façon variable selon les espèces, la majorité des travaux attribuent aux probiotiques des propriétés similaires à celles des bactéries intestinales. Les bactéries probiotiques sécrètent des substances tueuses de bactéries pathogènes, elles stimulent la production des IgA (anticorps de défense de première ligne, au niveau des muqueuses), elles empêchent la prolifération d'espèces bactériennes nocives, elles possèdent des propriétés anti-inflammatoires, elles améliorent la digestion du lactose, elles favorisent la production d'un mucus protecteur de la paroi intestinale et elles modulent le système immunitaire par effet immunostimulant chez le sujet sain et par effet modérateur chez l'allergique.

Voici donc un **traitement de choix** dans la majorité des troubles et déséquilibres divers qui créent un côlon irritable : dysbioses diverses, allergies, intolérance et autres causes qui provoquent peu ou prou une inflammation intestinale. Ce remède ne constitue toutefois pas une panacée et doit toujours s'accompagner d'un traitement de la cause initiale.

A titre d'exemple, si les probiotiques « prédigèrent » une bonne partie du lactose, la consommation de produits laitiers peut continuer à entraîner des troubles digestifs en cas d'intolérance plus ou moins sévère à celui-ci.

Ceci dit, les probiotiques présentent un inconvénient : ces souches exogènes ne semblent pas posséder les avantages écologiques nécessaires pour persister au sein de la flore intestinale et sont supplantées par les souches autochtones à l'arrêt du traitement. Cette notion est néanmoins controversée et certaines études semblent démontrer une implantation bactérienne lors de l'utilisation de fortes doses pendant un traitement « suffisamment long » – la durée n'est jamais précisée. Quoi qu'il en soit, une récidive impose la reprise du traitement.

EN PRATIQUE : COMBIEN, QUAND, COMMENT ?

Comment savoir quelles sont les doses efficaces ? Il est difficile de répondre à cette question dans la mesure où les différentes études sont bien souvent réalisées avec des posologies très différentes et jugent des effets de 2 à 30 milliards de germes vivants administrés quotidiennement[44].

D'autre part, vaut-il mieux privilégier les synergies, puisque les lactobacilles agiraient mieux au niveau de l'intestin grêle et les bifidobactéries au niveau du côlon ? Le consensus n'est pas établi.

En revanche, ce qui est certain, c'est que, si la prise de probiotiques est requise, mieux vaut les prendre **sous la forme de capsules entérosolubles** c'est-à-dire qui se dissolvent dans l'intestin et échappent ainsi aux effets destructeurs de l'acide chlorhydrique gastrique. Mais même dans ce cas, il est préférable de prendre ce type de produit **loin des repas** et, logiquement, **le soir** ; c'est à ce moment que le pH gastrique est le moins acide et on aura la certitude de ne pas prendre de repas par la suite. Les probiotiques seront **conservés au réfrigérateur** et seront pris avec un grand verre d'eau légèrement tiède ou à température ambiante pour « ranimer » les germes.

Par ailleurs, nous avons vu que beaucoup de bactéries intestinales utilisent à leur profit les **fibres alimentaires**. C'est pourquoi on associe fréquemment du matériel fibreux aux probiotiques de façon à favoriser le développement des germes administrés.

Certaines fibres constituent donc un traitement adjuvant et sont appelées « **prébiotiques** ». Ceux-ci stimulent sélectivement la croissance des lactobacilles et des bifidobactéries.

Les fructanes, principalement représentées par l'inuline et ses dérivés, sont les prébiotiques les plus utilisés. Ce sont des fibres solubles non digestibles par notre intestin, principalement constituées de molécules de fructose, raison pour laquelle figure le plus souvent sur l'étiquette de ces produits, la mention « FOS » (fructo-oligosaccharides). Ces prébiotiques possèdent également des effets laxatifs parfois utiles, parfois peu souhaitables.

Pour favoriser la croissance bactérienne des probiotiques, on utilise également des peptides bifidogènes, petites protéines extraites du petit-lait, promotrices de la croissance des bifidobactéries.

La démonstration d'une stimulation de la croissance des lactobacilles et des bifidobactéries par les prébiotiques a conduit à proposer des produits associant pré- et probiotiques. Les associations de pro- et de prébiotiques s'appellent « **symbiotiques** ».

Comme nous venons de le voir, les prébiotiques possèdent des effets laxatifs, l'association pré- et probiotiques ne se justifie pas toujours et manque quelquefois de souplesse d'utilisation.

Bien que les effets favorables des probiotiques, des prébiotiques et des symbiotiques ne fassent aucun doute, il faut néanmoins déplorer que l'étude de ces composants ne soit pas actuellement conduite avec la même rigueur que celle qui est de mise pour les médicaments.

D'une part, peu de travaux sont menés selon le protocole du « double aveugle[45] », d'autre part, comme nous l'avons déjà dit, de multiples études sont réalisées avec des genres, des espèces et des sous-espèces bactériennes différentes.

Aucun consensus n'est établi à l'heure actuelle quant au choix du probiotique idéal.

A titre purement indicatif, nous utilisons personnellement dans la pratique courante, différentes associations de germes, le plus souvent à doses croissantes, complétées ou non par des FOS ou un autre matériel fibreux.

Certaines associations de germes donnent de meilleurs résultats dans certains cas, alors que d'autres s'avèrent plus efficaces dans des circonstances différentes. Nous en sommes toujours au stade du « tâtonnement » et aucun consensus n'est établi à l'heure actuelle. La seule certitude est que les probiotiques ou les symbiotiques, d'une façon générale, sont susceptibles d'améliorer les symptômes de bon nombre de côlons irritables. Ils ne constituent toutefois pas une panacée car c'est avant tout l'origine du syndrome qui doit être traitée. Une fois encore, la médecine n'est pas basée sur un grand livre de recettes.

PEU OU PAS D'EFFETS SECONDAIRES

Tout au plus peut-on noter une augmentation passagère de la formation de gaz et une légère irritation intestinale au début d'un traitement par probiotiques à fortes doses, raison pour laquelle une posologie progressive est souvent préférable.

Il faut ajouter que, même si des effets secondaires graves sont plus que rarissimes, la plus grande prudence s'impose lors de la prise de probiotiques par des personnes dont le système immunitaire est très affaibli.

Si les probiotiques sont en vente libre, nous vous conseillons tout de même vivement de vous adresser à un médecin qui a l'habitude de ce genre de prescription.

Le médecin seul pourra vous conseiller les « cocktails » les plus adéquats et adaptera leur posologie en fonction de vos symptômes et de leur évolution.

QUE FAUT-IL PENSER DES YAOURTS RICHES EN PROBIOTIQUES ?

L'engouement pour les probiotiques n'est pas passé inaperçu aux yeux de l'industrie agro-alimentaire qui propose, depuis plus de dix ans, des spécialités laitières fermentées riches en probiotiques et même parfois enrichies en prébiotiques en vantant leurs effets favorables sur la constipation, le ballonnement intestinal, le renforcement des défenses immunitaires ou, tout simplement… sur la santé.

Le problème qui se pose est que la réglementation sur ces « produits de santé naturels » reste floue. Par exemple, la teneur en bactéries actives figure rarement sur l'étiquetage et pourtant, des comités d'experts européens et américains préconisent au moins 10 millions de germes par gramme de yaourt pour bénéficier de leurs vertus. C'est souvent loin d'être le cas et, par exemple, on ne trouve que très peu de bactéries actives dans les yaourts pasteurisés ou stabilisés avant leur mise sur le marché.

En revanche, certains yaourts contiennent plus de 10 milliards de germes par dose (pratiquement toujours des lactobacilles) et peuvent dès lors être considérés comme des fournisseurs de probiotiques actifs.

Ces « **yaourts thérapeutiques** » peuvent donc s'avérer intéressants.

Comme les présentations concentrées en capsules ou en poudre, ils devront impérativement être conservés au réfrigérateur et consommés en-dehors des repas pour éviter l'acidité gastrique.

Il faut bien entendu ajouter que ces produits laitiers ne sont pas indiqués en cas d'allergie ou d'intolérance au lactose.

Certains de ces produits sont également enrichis en fibres solubles non digestibles sous forme de GOS (galacto-oligosaccharides) qui possèdent (comme les FOS) des effets stimulants sur la croissance des lactobacilles et des bifidobactéries et des propriétés laxatives chez les personnes souffrant de constipation.

LES AUTRES SOURCES DE PROBIOTIQUES

Il existe quelques produits naturels fermentés susceptibles de renforcer la flore intestinale : la **choucroute** (obtenue par fermentation du chou par des bacilles lactiques), le **tempeh** (spécialité indonésienne préparée à base de graines de soja fermentées par un champignon appelé *Rhizopus oligosporus*) et le **kefir**.

Le kefir est connu depuis des siècles par les bergers des montagnes du Caucase qui avaient découvert que le lait de brebis ou de vache se transformait en une boisson effervescente.

Aujourd'hui, le kefir est obtenu par la fermentation des grains de kefir, ressemblant à des choux-fleurs en miniature et constitués de caséine et de nombreuses colonies de lactobacilles. On trouve du kéfir au lait, à l'eau ou au jus de fruits. Il est également possible de le fabriquer soi-même. De nombreuses recettes sont disponibles sur le Web.

ELIMINER LES GERMES PATHOGÈNES ET LES LEVURES

En cas de prolifération importante de germes indésirables et/ou de levures, la prise de probiotiques ne suffit pas toujours et un traitement par antibiotiques et/ou antimycosiques s'impose parfois. Ce traitement est du ressort exclusif du médecin.

Un traitement par antibiotiques peut sembler paradoxal à la lumière de tout ce que nous avons vu, dans la mesure où ceux-ci sont susceptibles d'éliminer non seulement les germes pathogènes mais également une part plus ou moins importante de la flore intestinale.

Disons simplement qu'on ne fait pas d'omelette sans casser des œufs et que le recours à l'antibiothérapie se justifie, comme lors de tout traitement médical, si le risque encouru dépasse celui des effets secondaires éventuels.

Le médecin associera par ailleurs des probiotiques de façon à permettre à la flore commensale de se reconstituer le plus vaillamment possible.

A titre d'exemple, le recours aux antibiotiques peut se justifier dans certains cas de SIBO avec une très importante prolifération bactérienne au niveau de l'intestin grêle.

Le recours aux antimycosiques pose lui aussi plusieurs problèmes.

D'une part, les levures deviennent au cours du temps de plus en plus résistantes à ce type de médicaments.

D'autre part, comme nous l'avons vu, il est rare, après un prélèvement de selles, de pouvoir isoler de belles colonies de levures sur lesquelles on pourrait tester l'efficacité de tel ou tel médicament.

Enfin, la plupart des antimycosiques, surtout les plus actifs, sont susceptibles de provoquer des effets secondaires relativement importants, notamment par une toxicité au niveau du foie.

Divers compléments alimentaires semblent présenter une activité appréciable et peuvent constituer une alternative intéressante dans les cas plus ou moins bénins ou en relais du traitement médicamenteux.

Citons par exemple les extraits de pépins de pamplemousse qui ont la propriété de réduire les proliférations des levures mais aussi les huiles essentielles d'origan et de thym et la lactoferrine, protéine extraite du petit-lait,

Bien que ces produits soient en vente libre, demandez l'avis de votre médecin avant de juger de leur opportunité.

EVITER LES AGRESSEURS DE L'ÉCOSYSTÈME ET DE LA PAROI INTESTINALE

Comme nous l'avons déjà dit, il est illusoire d'envisager la guérison d'un côlon irritable si on ne s'attaque pas à ses causes.

On évitera donc la consommation excessive, même ponctuelle, de boissons alcoolisées, d'épices fortes et l'abus de café.

La situation s'avère parfois plus problématique dans le cas d'un traitement médicamenteux indispensable.

• La prise d'**antibiotiques** devra toujours être accompagnée d'une prescription de probiotiques.
Il faudra par ailleurs veiller à prendre ces probiotiques loin de l'antibiotique lui-même pour éviter leur dénaturation.
• Les **anti-inflammatoires** pris de façon chronique dans le cadre d'une maladie rhumatismale ne sont nécessaires que s'il s'agit d'une pathologie vraiment inflammatoire.

Ils pourront être remplacés par des anti-douleurs en cas d'arthrose banale.
• La prescription d'**antiacides** de la nouvelle génération est délicate.

En effet, ces antiacides, prescrits dans le cadre d'une œsophagite, d'une gastrite ou d'un ulcère à l'estomac ou au duodénum peuvent, nous l'avons vu, entraîner un SIBO qui devra être traité comme tel, parfois par des cures d'antibiotiques. Quelques réflexions s'imposent donc.

Autrefois, le traitement de l'œsophagite, de la gastrite et de l'ulcère se limitait à la prise d'antiacides de la première génération, de médicaments faisant effet de « pansements gastriques » et, surtout, de mesures diététiques strictes.

Aujourd'hui, depuis la découverte de ces traitements « miraculeux » de la seconde génération qui évitent dans la plupart des cas les complications graves qui étaient monnaie courante dans le passé (hémorragies et perforation de l'estomac), les mesures diététiques sont un peu oubliées.

Rappelons tout de même qu'en cas d'œsophagite, de gastrite ou d'ulcère gastrique, la consommation d'alcool, de café fort, d'épices, de graisses cuites, de sucreries et d'aliments acides est fortement déconseillée.

Il faut également savoir qu'un nombre non négligeable d'ulcères sont dus à une bactérie appelée *Helicobacter pylori* qui doit être traitée comme une maladie infectieuse. Il arrive que des traitements antiacides de la nouvelle génération soient prescrits alors que le dépistage de cette bactérie n'est pas réalisé. Il ne faut pas s'étonner, dans ces conditions, qu'une récidive intervienne dès l'arrêt du traitement puisque, une fois encore, la cause de la maladie n'a pas été traitée.

• Nous avons vu par ailleurs que les **laxatifs** irritants pris de façon chronique constituent une cause non négligeable de côlon irritable : on passe progressivement d'une atonie intestinale, c'est-à-dire d'un « intestin paresseux » à une situation de côlon spasmodique entraînant une alternance de phases de constipation (avec prise de laxatifs) et de diarrhée.

Dans la plupart des cas, les laxatifs irritants pourraient être évités.

Indépendamment de causes organiques relativement rares comme, par exemple, le mégacôlon, la constipation résulte le plus souvent de causes multiples, souvent intriquées : l'évitement d'aller à la selle lorsque le besoin s'en fait sentir, une hydratation insuffisante, un manque d'exercice physique et une alimentation pauvre en fibres.

Au début du XXe siècle, la consommation journalière moyenne de fibres était de l'ordre de 20 à 30 g par jour et par personne.

Aujourd'hui, elle se situe à peine entre 15 et 20 g, résultat de l'évolution des habitudes alimentaires : moins de pain et utilisation de farines raffinées, moins de céréales, de moins en moins de légumes et de fruits, de plus en plus de viande et de laitages.

Dans l'énorme majorité des cas, la prise de laxatifs irritants pourra être progressivement supprimée grâce à une remise en mouvement, une augmentation du volume des boissons et une alimentation plus riche en fibres.

OÙ SONT LES FIBRES ?

Les fibres alimentaires ne sont pas visibles à l'œil nu et ce n'est pas parce qu'un légume paraît fibreux qu'il est riche en fibres.
Les fibres alimentaires sont des composés non dégradés par les enzymes propres à l'être humain. Elles sont exclusivement d'origine végétale et se présentent sous deux formes : les fibres solubles dans l'eau (hydrosolubles) et les fibres insolubles.
Les premières sont très utilisées comme carburant des bactéries de fermentation de la flore intestinale. On les trouve principalement dans l'avoine, l'orge, les noix, les fruits et les légumineuses (arachides, pois, haricots, lentilles, fèves, soja...). Les FOS et les GOS en font partie. On trouve des FOS en particulier dans les artichauts, les asperges, l'ail, les poireaux, les tomates, les bananes. On pensera également aux produits enrichis en GOS. L'effet laxatif des fibres hydrosolubles résulte surtout d'une stimulation des bactéries intestinales avec production d'acides gras à chaîne courte qui harmonisent les contractions intestinales.
Les fibres insolubles sont beaucoup moins métabolisées par la population bactérienne. Elles se comportent un peu comme une éponge et peuvent fixer jusqu'à quinze fois leur poids en eau. Leur effet laxatif est plus prononcé que celui des fibres solubles, par augmentation du volume du bol fécal avec stimulation des contractions intestinales. On les trouve surtout dans les céréales entières (pain complet et autres préparations à base de farine peu raffinée), le son de blé et certains légumes riches en cellulose comme les brocolis et les asperges.

En cas de constipation, on enrichira donc l'alimentation en fibres solubles et insolubles (lire encadré). Il est souvent utile d'y adjoindre des probiotiques qui améliorent la production d'acides gras à chaîne courte, le plus souvent sous forme de symbiotiques contenant aussi des FOS. Une excellente source de fibres hydrosolubles peut également être apportée par de la poudre de psyllium, une céréale semblable à l'avoine et au blé.

L'enrichissement de l'alimentation en matériel fibreux devra se faire de façon progressive de façon à éviter les ballonnements et flatulences qui pourraient résulter d'une introduction massive de matériel non digestible au sein d'une flore mal adaptée.

Une fois encore, évitez l'automédication : prenez conseil auprès de votre médecin ou de votre nutritionniste.

RÉDUIRE LA PERMÉABILITÉ INTESTINALE EN CAS DE *LEAKY GUT*

Au risque de nous répéter, rappelons qu'une perméabilité intestinale anormale peut résulter de causes diverses :

Une agression de la paroi intestinale

- par l'alcool, les anti-inflammatoires, les laxatifs irritants.
- par une réaction allergique, en particulier dans le cadre d'une maladie cœliaque ou d'une allergie au lactose.
- lors de certaines dysbioses, particulièrement lors d'une prolifération des bactéries de putréfaction et lors d'une prolifération de levures.

Une insuffisance de matériel énergétique ou une insuffisance d'apport de matériaux de construction nécessaires au renouvellement des cellules qui tapissent la paroi intestinale

- en cas de destruction plus ou moins importante de la flore intestinale avec production insuffisante d'acides gras à chaîne courte (carburants des cellules de la paroi du côlon).
- lors de situations où la glutamine (carburant des entérocytes) est fortement consommée par d'autres tissus (traumatisme, infection...).

- lors d'un jeûne d'une durée de plus de 48 h.
- à long terme dans le cadre d'une alimentation déficiente en vitamines, sels minéraux et autres substances essentielles.

Ici comme ailleurs, l'essentiel est de traiter la ou les causes de *leaky gut*, en particulier par un équilibre alimentaire optimum.

Simultanément, on prescrira des probiotiques ou des symbiotiques susceptibles de renforcer la flore intestinale ; on stimulera ainsi la production de mucus protecteur et d'immunoglobulines de défense de première ligne (IgA), on modulera le système immunitaire et on exercera un effet anti-inflammatoire.

Une supplémentation en glutamine peut également s'avérer judicieuse pour fournir du carburant aux entérocytes. Cette mesure s'avère toutefois beaucoup plus efficace en tant que mesure préventive plutôt que curative.

C'est ainsi qu'on pourra réduire de façon significative la fréquence du *leaky gut* lors d'une chimiothérapie en prescrivant, avant la mise en place du traitement, des suppléments de glutamine à fortes doses et des probiotiques qui devront être poursuivis à long terme.

Une fois encore, la mise en place de ces traitements nécessite l'intervention de votre médecin traitant.

CHAPITRE 3

LUC, VIVIANE ET LES AUTRES...

NOUS VOUS INVITONS À RELIRE L'HISTOIRE DE LUC (PAGE 12). Vous vous souviendrez de ces épisodes de fatigue qui lui minent l'existence depuis l'enfance. C'est le motif principal de la consultation. Oh, ce n'est pas une fatigue terrible. Elle ne l'empêche pas de faire son travail d'ingénieur et même de courir des marathons. C'est plutôt des épisodes de grande lassitude, un manque d'élan...

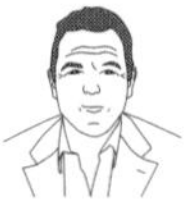

Vous vous souviendrez qu'à part cela, Luc ne se plaint de rien, sauf de douleurs à la cheville suite à la collision avec le cheval. C'est par hasard que nous découvrons dans son volumineux dossier, des examens gastro-intestinaux complets qui ont été réalisés à plusieurs reprises pour trouver une cause à des selles qui ne sont pratiquement jamais normales et à des douleurs abdominales fréquentes.

Luc ne s'en plaint pas. Ou plus exactement il ne s'en plaint plus. Il vit avec une boîte d'antispasmodiques dans la poche et suit scrupuleusement un régime sans crudités, épices fortes et alcool. De toute façon, il n'aime pas la cuisine épicée et l'alcool ne lui dit rien. Mais tout de même, une petite salade de temps en temps...

Le terrain est déjà déblayé puisque toutes les explorations destinées à mettre en évidence une cause organique à ses troubles digestifs se sont révélées négatives. La première impression est évidemment d'avoir affaire à une dysbiose. Un traitement par probiotiques est instauré d'emblée (voir page 131).

L'alimentation n'est pas mauvaise, mais contient beaucoup trop de sucres, même pour un sportif. Nous convenons donc de limiter les apports en sucreries diverses et en jus de fruits (Luc en boit au moins un litre par jour, ce qui représente plus de 100 g de sucre, même pour un jus sans sucre ajouté !). L'alimentation est, d'autre part, absolument carencée en graisses de type oméga-3 (voir page 163). Nous introduisons donc de l'huile de colza dans l'alimentation. Comme cette matière grasse ne supporte pas la cuisson, nous recommandons de verser un petit filet de cette huile dans les plats préparés. Pas possible de l'utiliser pour assaisonner les salades, puisque Luc ne supporte pas les crudités.

Luc n'aime pas non plus le poisson. C'est pourtant la meilleure source d'oméga-3. La solution est donc de prescrire des suppléments en gélules.

La fatigue est peut-être liée à certaines complications que nous pourrions mettre en évidence par des examens complémentaires.

Nous demandons donc un test au lactulose-mannitol pour évaluer la perméabilité intestinale et une analyse de selles avec, entre autres, une recherche de parasites intestinaux, même si ceux-ci n'ont jamais été mis en évidence lors d'analyses antérieures (les parasites intestinaux constituent une des causes les plus courantes d'une élévation des éosinophiles).

Nous revoyons Luc quinze jours plus tard.

Depuis la prise de probiotiques et la diminution des apports en sucres simples, la consistance des selles est un peu améliorée. Les douleurs intestinales sont moins fréquentes mais persistent malgré tout.

La recherche des parasites sur les selles est négative mais nous avons la chance de mettre en évidence une prolifération des bactéries de fermentation et de belles colonies de levures sensibles à plusieurs antimycosiques.

Le test au lactulose-mannitol est positif pour les deux substances, particulièrement le lactulose. Il existe donc bel et bien un *leaky gut* avec un certain degré de souffrance des entérocytes.

Devant ce tableau de *leaky gut* et la persistance de selles qui restent anormales, nous recherchons, par un bilan sanguin, des éléments qui pourraient justifier la fatigue : nous demandons donc un bilan de stress oxydant, un dosage d'immunoglobulines de type IgG sur un panel d'une centaine d'aliments et des anticorps caractéristiques d'une maladie cœliaque.

La pêche est fructueuse.

Les résultats de la prise de sang révèlent un stress oxydant et des IgG extrêmement élevés pour tous les fromages testés, le lait, les œufs, les épinards, les kiwis et, dans une moindre mesure, pour les noisettes, le merlan et les bananes. Les anticorps de la maladie cœliaque sont négatifs.

Le puzzle peut être reconstitué.

Depuis l'ablation de son appendice à l'âge d'un an, Luc n'a probablement jamais eu une flore intestinale normale. Actuellement, en tout cas, il présente une dysbiose avec prolifération des bactéries de fermentation et de levures. Cette dysbiose est entretenue par une importante consommation de sucres.

La prolifération des levures est probablement responsable du *leaky gut*. La pratique du sport intensif peut constituer un facteur aggravant. L'augmentation des globules blancs éosinophiles est très certainement liée à la prolifération des levures.

Le *leaky gut* peut exacerber les manifestations allergiques à IgG par franchissement excessif de la barrière intestinale par des fragments de substances allergisantes et, d'autre part, entraîner un stress oxydant.

Nous poursuivons le traitement par probiotiques et les premières mesures diététiques sont complétées par une éradication complète des aliments incriminés dans la production d'IgG. La diminution des apports en calcium suite à la suppression des fromages et des produits lactés est compensée par un régime adéquat.

Nous complétons le traitement par un complexe d'antioxydants (vitamine C, vitamine E, carotènes, sélénium) pour combattre le stress oxydant et par une cure de 10 jours d'un médicament antimycosique dans le but d'éliminer les levures qui pullulent dans la flore. Le relais à ce traitement des levures sera poursuivi par la prise d'extraits de pépins de pamplemousse et une huile essentielle d'origan.

Enfin, nous compléterons le traitement par la prise de glutamine dans le but d'aider la « carburation » des entérocytes. La pratique du jogging intensif laissera la place à un entraînement moins rigoureux.

Au bout d'un mois, les selles sont pratiquement normalisées et la fatigue semble améliorée. Un dosage sanguin montre un taux d'éosinophiles absolument normal. Les manifestations de stress oxydant ont disparu.

L'amélioration se poursuit. Après trois mois, les aliments responsables de la production d'IgG sont réintroduits à petites doses sous forme de tournante de quatre jours. Nous maintenons un traitement par probiotiques ; les autres compléments alimentaires ont été progressivement supprimés, sauf les oméga-3 (Luc n'aime toujours pas le poisson !).

Les doses de probiotiques sont progressivement réduites.

Avec un recul d'un an, la fatigue anormale a complètement disparu. Les selles sont pratiquement normalisées. On note tout de même une tendance à la réapparition de selles défaites lors de l'oubli de la prise de probiotiques ou si Luc consomme du fromage ou des produits contenant des œufs.

Le jogging est poursuivi à raison de 6 séances d'une demi-heure par semaine.

L'élévation des éosinophiles, contrôlée à plusieurs reprises, ne s'est jamais plus produite.

Luc prend de temps en temps une petite salade qu'il digère parfaitement bien.

Le cas de Luc n'est pas le plus simple qu'il nous ait été donné de voir. Nous l'avons choisi pour quatre raisons.

- La première est évidemment son aspect « musée » riche en signes intriqués et démonstratifs.
- La seconde est de montrer combien l'approche d'un tel problème n'est pas du domaine de l'automédication mais demande un suivi médical.
- La troisième est d'ouvrir de nouvelles pistes de diagnostic en présence d'une étiquette de « syndrome du côlon irritable » posée à la suite d'examens traditionnels mais incomplets.
- La quatrième, enfin, est le succès du traitement mis en place.

Un tel résultat n'est malheureusement pas toujours garanti. Le traitement du syndrome du côlon irritable n'en est qu'à sa première étape. Des études complémentaires sont nécessaires pour établir un consensus quant aux traitements les plus adéquats et pour peaufiner les moyens d'investigation (notamment, par des examens absolument fiables de la flore intestinale). Ces études se multiplient.

En attendant, la maladie cœliaque est encore enseignée comme une rareté dans les facultés, la dysbiose, quarante ans plus tard, commence tout juste à faire partie du vocabulaire médical courant, le *leaky gut* syndrome est ignoré de la plupart des médecins et les études réalisées sur les probiotiques sont menées sur des germes différents, à des posologies différentes et rarement en double aveugle comme c'est le cas pour les médicaments.

Néanmoins de très nombreuses personnes souffrant de côlon irritable pourraient voir leur santé nettement améliorée par les moyens dont nous disposons dès maintenant.

Le traitement, et surtout la guérison totale d'un syndrome du côlon irritable est parfois confronté à l'échec. Mais les améliorations spectaculaires qu'il va souvent susciter n'en seront que plus valorisantes.

Les quelques cas cliniques qui suivent sont évidemment choisis.

VIVIANE, 45 ANS, EMPLOYÉE

Viviane consulte pour un excès de poids modéré. Son alimentation est riche en sucres, particulièrement sous forme de grignotage entre les repas (chocolat, barres de céréales, chips le soir).
Le petit déjeuner et le repas de midi sont à base de pain blanc avec accompagnement varié et maigre, le repas principal est généralement composé de légumes, de viande ou poisson en quantités modérées. Les matières grasses de cuisson sont utilisées avec parcimonie et Viviane prend un fruit comme dessert. Elle boit peu. Jamais d'alcool.

Par ailleurs, Viviane souffre de constipation depuis l'adolescence et prend tous les jours des cocktails de laxatifs qui lui permettent deux à trois selles par semaine, souvent sous forme liquide ou semi liquide. Elle souffre également de ballonnements importants avec émission abondante de gaz peu odorants. Par ailleurs, sa santé est excellente.

Nous mettons sur pied un régime diététique principalement axé sur la réduction des grignotages sucrés et le remplacement du pain blanc à base de farine raffinée par un pain « complet », plus riche en fibres et moins générateur de sécrétions d'insuline qui favorisent la prise de poids (voir appendice : l'alimentation « optimale »).

La prise chronique de laxatifs depuis de très nombreuses années, les ballonnements, les gaz et les selles diarrhéiques évoquent un côlon irritable.

L'alimentation a été enrichie en matériel fibreux par introduction de pain complet. Nous insistons sur l'augmentation nécessaire du volume des boissons. Nous proposons de réduire progressivement les doses de laxatifs tout en prescrivant des symbiotiques ; ceux-ci possèdent un effet laxatif non irritant et sont susceptibles de rétablir un équilibre de la flore intestinale probablement compromis par une alimentation très sucrée. On peut en effet suspecter une prolifération de la flore de fermentation.

Le résultat est plutôt catastrophique ! Aucune émission de selles pendant près d'une semaine et forte accentuation des ballonnements ! La patiente a spontanément repris ses doses massives de laxatifs.

Erreur de notre part : la dysbiose de fermentation que présentait très certainement Viviane a été aggravée par l'introduction trop rapide de fibres alimentaires, sans pour cela amener un effet laxatif.

Nous décidons alors de diminuer très progressivement les doses de laxatifs et de réintroduire les symbiotiques à petites doses, progressivement croissantes. Au bout de trois semaines, nous complétons le traitement par des fibres insolubles dont la dose est adaptée au jour le jour en fonction du rythme des selles. A ce stade, les laxatifs sont réduits de plus de la moitié de la dose de départ mais la constipation réapparaît dès qu'on tente de les supprimer totalement ; par contre, les probiotiques et les fibres sont bien tolérés et les gaz et les phénomènes de ballonnement sont fortement atténués ; les selles émises, si elles ne sont pas quotidiennes, retrouvent un aspect presque normal : les phénomènes irritatifs sont en train de s'améliorer.

Nous ajoutons au traitement des fibres hydrosolubles sous forme de poudre de psyllium ce qui permet de réduire encore très sensiblement les doses de laxatifs, au point que ceux-ci seront totalement interrompus au bout de deux mois.

Les fibres insolubles ne sont pratiquement plus nécessaires. Les selles sont à peu près quotidiennes et de consistance normale sous traitement par symbiotiques et poudre de psyllium.

Après quelques semaines, Viviane me demande s'il n'est pas possible de trouver une solution de remplacement aux symbiotiques dont le coût commence à peser sur son budget.

Ceux-ci sont progressivement interrompus et Viviane se met à confectionner du kefir de fruits (voir page 138).

Elle en consomme quotidiennement, ainsi qu'une dose de poudre de psyllium quasi symbolique.

Les selles sont normales, pratiquement quotidiennes. Il n'y a plus l'ombre d'un ballonnement ni d'une crampe intestinale.

Viviane a perdu dix kilos mais cela n'a rien à voir.

MARTINE, 46 ANS, PROFESSEUR DE CHANT

Martine consulte pour des diarrhées fréquentes. Celles-ci ont débuté il y a à peu près quatre mois et vont en s'aggravant. Actuellement, on note quatre à cinq selles liquides par jour, surtout en fin de matinée, souvent précédées de crampes intestinales intenses. On relève également l'émission fréquente de gaz très malodorants.

Une coloscopie vient d'être réalisée et elle s'est révèlée négative – pas de lésions organiques. Les antispasmodiques et des médicaments contre la diarrhée n'apportent qu'une légère amélioration au niveau des douleurs.

Martine a subi il y a six mois l'ablation d'un sein en raison d'une tumeur cancéreuse. Cette intervention a été complétée par une cure de chimiothérapie.

L'enquête alimentatire montre une alimentation bien équilibrée mais pauvre en fruits. Ceux-ci sont en effet mal tolérés, de même que les crudités et le pain complet ; Martine s'abstient donc d'en consommer depuis au moins trois mois.

A l'examen clinique, tout le cadre côlique est douloureux. Les symptômes évoquent une dysbiose suite à la cure de chimiothérapie.

Nous prescrivons d'emblée un complexe de probiotiques et nous demandons une analyse de selles avec recherche de parasites (sait-on jamais ?), analyse chimique et analyse de la flore intestinale, ainsi qu'un test au lactulose-mannitol pour mesurer la perméabilité intestinale.

Nous revoyons Martine quinze jours plus tard. Sans avoir une consistance normale, les selles sont moins liquides et moins fréquentes. Elles se produisent surtout vers 9 ou 10 h du matin.

Les résultats des analyses demandées confirment la première impression. On note une prolifération de bactéries de putréfaction (les gaz sont très malodorants).

Le test au lactulose-mannitol ne montre rien d'anormal.

Revenons à une analyse de l'alimentation plus fouillée. On note la prise quotidienne, au petit déjeuner, d'un grand verre de lait. C'est une habitude prise depuis de très nombreuses années.

Ce lait, très bien toléré auparavant ne provoquerait-il pas actuellement une intolérance qui expliquerait les diarrhées plus importantes dans le courant de la matinée ? C'est plausible. En effet, une intolérance secondaire au lait peut apparaître en cas d'endommagement des entérocytes, elle-même résultant de la dysbiose de putréfaction avec phénomènes inflammatoires.

Nous conseillons donc à Martine d'éviter ce verre de lait matinal.

Nous revoyons la patiente quinze jours plus tard : les selles sont absolument normales (comme avant, nous dit-elle) et on ne note plus aucune douleur intestinale (les antispasmodiques ont été complètement supprimés).

Le traitement est poursuivi pendant trois mois. On réintroduit alors, en petites quantités, du lait, des fruits et des crudités qui s'avèrent être parfaitement tolérés. La mauvaise tolérance aux fruits, aux légumes crus et au pain complet ne provenait évidemment pas d'une allergie mais d'une irritation par du matériel fibreux d'un intestin enflammé par la dysbiose. La reprise d'une bonne tolérance au lait est le témoin du rétablissement des fonctions des entérocytes.

Six mois plus tard, après interruption de tout traitement, Martine ne présentait plus aucune douleur intestinale et les selles étaient parfaitement normales.

MARIA, 76 ANS

Maria consulte pour des épisodes d'alternance de consipation et de diarrhée remontant à plus de vingt ans.

La constipation a toujours prédominé mais les symptômes se sont aggravés depuis un peu plus d'un an avec une fréquence plus importante des épisodes de diarrhée. Son médecin traitant a demandé à nouveau toute une batterie d'examens gastro-entérologiques qui se sont révélés tout aussi rassurants que ceux réalisés vingt ans plus tôt. Aucune lésion organique n'est mise en évidence. Le diagnostic de côlon irritable a été retenu mais les traitements classiques par antispasmodiques se révèlent pratiquement sans effet.

Outre les phénomènes de ballonnements abdominaux, on note également un ballonnement situé plus haut, au niveau de l'estomac, apparaissant tout de suite après les repas, des nausées fréquentes et des brûlures d'estomac. Le questionnement habituel ne permet pas de mettre en relation la lointaine apparition des troubles et une cause quelconque. Par contre, la patiente a noté un épisode récent d'amélioration sensible dans le décours d'un traitement par antibiotiques suite à une sinusite.

Maria porte une prothèse dentaire de bonne qualité (son dentiste la lui a présentée comme « la Rolls Royce des prothèses ») mais la mastication n'est pas bonne : elle mange très vite. Par exemple, lors du repas principal, elle s'affaire sans cesse, se lève de table plusieurs fois au cours du repas pour servir son mari et débarrasse les couverts avant même d'avoir avalé sa dernière bouchée.

Nous demandons une analyse complète de selles et nous proposons à Maria de faire le petit test simple qui consiste à prendre un peu de vinaigre de cidre en cas de sensation de brûlures dans l'œsophage.

Ce test donne des résultats intéressants : le vinaigre atténue les brûlures et les ballonnements au niveau de l'estomac.

L'analyse des selles montre une flore pauvre en lactobacilles et en bifidobactéries et la prolifération d'un germe pathogène appelé *Staphylococcus aureus*. L'analyse microscopique révèle la présence de résidus de fibres végétales et de viande mal digérée.

A ce stade, nous pouvons émettre des hypothèses. Nous ne connaissons pas l'état de la flore intestinale de Maria il y a vingt ans mais on peut supposer qu'il s'agissait d'une dysbiose d'origine indéterminée, peut-être déjà liée à une mastication insuffisante. De plus, à ce moment la prothèse dentaire n'était pas encore posée et la dentition était défectueuse.

La présence de débris alimentaire dans les selles peut être due à la mastication défectueuse, mais aussi à une insuffisance de production d'acide gastrique et/ou d'enzymes du pancréas.

L'aggravation des symptômes intestiaux coïncide avec l'apparition des nausées, des brûlures et des ballonnement gastriques. Le test au vinaigre évoque une insuffisance de sécrétion d'acide chlorhydrique gastrique qui pourrait provenir d'une atrophie gastrique compatible avec l'âge. Gardons en mémoire la possibilite de SIBO. C'est peut-être le cas ce qui expliquerait l'amélioration momentanée par la cure d'antibiotiques...

Dans un premier temps, nous prescrivons une préparation à base d'acide chlorhydrique dilué et des symbiotiques, tout en insistant sur l'importance d'une mastication plus performante.

Trois semaines plus tard, l'amélioration est notable : les brûlures, les ballonnements gastriques et les nausées ont presque complètement disparu. La constipation est améliorée mais les selles émises sont liquides et il persiste des épisodes de coliques. Maria pense à mieux mastiquer.

Nous repensons au SIBO. Nous suggérons un test du dosage d'hydrogène et de méthane dans l'air expiré (voir page 121).

Vu l'amélioration des symptômes, la patiente ne souhaite pas entreprendre des examens complémentaires compliqués et nécessitant un déplacement loin de son domicile.

Nous décidons alors de poursuivre le traitement actuel et de prescrire une cure d'antibiotiques pendant dix jours, à la fois pour réduire le SIBO et éliminer les staphylocoques qui ont été mis en évidence.

Suite à ce traitement, les crampes intestinales ne sont plus apparues. Les selles sont défaites mais n'ont plus de caractère franchement diarrhéique et elles sont émises presque quotidiennement.

Pour prendre le relais de l'antibiotique, nous prescrivons des extraits de pépins de pamplemousse qui ont la propriété de réduire les proliférations bactériennes.

Après trois mois de traitement, les selles ont repris un caractère pratiquement normal et les autres symptômes ont totalement disparu.

La magnifique prothèse dentaire est beaucoup mieux utilisée.

HUGHES, 57 ANS, PSYCHOLOGUE

Depuis plusieurs années, Hughes souffre de douleurs articulaires multiples et « volantes », touchant tour à tour les poignets, les coudes, les épaules et le genou gauche.

Il a consulté un rhumatologue. Diverses radiographies ont été réalisées. Celles-ci sont négatives, excepté au niveau des deux genoux où on note un début d'arthrose banale, compatible avec l'âge.

Les analyses de sang ne montrent aucun signe qui pourrait évoquer une maladie articulaire bien définie.

Des anti-inflammatoires ont été prescrits. Ils soulagent quelque peu les douleurs mais c'est surtout ce genou gauche qui le fait souffrir, au point de limiter ses possibilités de marche à pied à trois quarts d'heure maximum... quand tout va bien. Les anti-inflammatoires ne sont pas toujours bien tolérés au niveau de l'estomac mais, dès la moindre suspension du traitement, les douleurs articulaires se réveillent et deviennent quasi insupportables.

L'année dernière, Hughes a lu un ouvrage de vulgarisation relativement ancien traitant de l'arthrose et où il était question d'une liaison probable entre rhumatisme et articulations et où on conseillait à titre de test un régime constitué uniquement de poulet, de riz blanc et de chou-fleur (pourquoi du chou-fleur ?). Toujours est-il qu'au bout de quinze jours les douleurs articulaires étaient très sensiblement améliorées, dans un ordre de grandeur que le patient estime subjectivement à 50 %.

Assez rapidement dégoûté de ces trois aliments, Hughes a repris une alimentation plus variée... et les douleurs articulaires sont réapparues.

Depuis lors, Hughes utilise néanmoins ce régime qui le soulage. Il a remplacé le chou-fleur par d'autres légumes, le poulet par d'autres viandes... et le résultat est toujours favorable sans pour autant que les douleurs disparaissent totalement. Par contre, celles-ci sont systématiquement exacerbées dès la reprise d'une alimentation plus variée comprenant du pain, des pâtes, des pizzas, des pommes de terre frites, du fromage, des céréales au petit déjeuner et un peu de vin.

Il consulte donc pour une mise au point alimentaire.

Son alimentation est bien équilibrée. La mastication est bonne ; Hughes est d'ailleurs toujours le dernier à finir son repas.

En ce qui concerne le rythme des selles, on note des épisodes très occasionnels de constipation mais aussi des selles liquides deux à trois fois par mois. Les ballonnements, en revanche, sont très fréquents et s'accompagnent parfois de crampes abdominales qui peuvent être intenses.

Nous demandons une analyse complète de selles, un test au lactulose-mannitol et un dosage d'IgG pour un panel d'une centaine d'aliments.

Les résultats sont très intéressants.

Si la flore intestinale s'avère à peu près normale et si la recherche de parasites est négative, le test au lactulose-mannitol est révélateur avec un fort passage de mannitol dans les urines. Celui-ci signe une souffrance des entérocytes.

Les IgG sont fortement positifs pour les œufs, les amandes, les kiwis et le miel (comme par hasard, ce sont des aliments que Hughes consomme très souvent). Mais, sans être extrêmement élevés, ces anticorps sont également positifs pour une kyrielle d'aliments, en fait pratiquement pour tous les aliments testés : fromages, viandes, poissons, farines diverses, fruits secs, légumes (y compris le chou-fleur), fruits, épices !

Le reste du bilan sanguin ne montre rien de très révélateur excepté une diminution sensible des réserves en fer.

A ce stade-ci, on retiendra une nette souffrance des entérocytes avec *leaky gut* favorisant les allergies à IgG. Celles-ci sont tellement étendues qu'il est illusoire d'établir un régime de tournante pour ces dizaines d'aliments. Tout au plus peut-on envisager l'exclusion de ceux pour lesquels les IgG sont les plus positifs. Pourtant, ces IgG abondants pourraient peut-être être liés aux douleurs articulaires. Par ailleurs, cette petite diminution des réserves en fer n'est peut-être pas innocente dans le cadre d'une alimentation où les apports en fer sont largement suffisants. La résorption du fer ne serait-elle pas déficiente suite à l'altération de la fonction des entérocytes ?

Dans la mesure où les symptômes sont à ce point aggravés par la reprise d'une alimentation variée mais équilibrée et dans la mesure où la souffrance des entérocytes semble importante, ne pourrait-on pas évoquer la possibilité d'une maladie cœliaque latente ?

Nous demandons une nouvelle analyse sanguine avec dosage des anticorps spécifiques. En attendant le résultat, nous ne ferons pas de mal en prescrivant des symbiotiques et de la glutamine pour soutenir le métabolisme des entérocytes. Nous excluons les œufs, les amandes, les kiwis et le miel.

Nous revoyons Hughes quinze jours plus tard. Depuis la mise en place du nouveau traitement, les douleurs articulaires se sont atténuées, un peu dans la même mesure que lors du régime viande, riz et légumes, alors que l'alimentation est actuellement variée. Les doses d'anti-inflammatoires ont pu être diminuées.

La clé du problème se trouve néanmoins dans le résultat de la prise de sang : les anticorps spécifiques de la maladie cœliaque sont positifs !

Ces anticorps ne suffisent pas à affirmer le diagnostic. Or, si celui-ci devait être confirmé, on se dirigerait inévitablement vers une éradication à vie de tout aliment contenant des farines courantes (pain, pâtes, biscuits, pâtisseries diverses, pizzas...). Il est donc indispensable de réaliser une biopsie.

Celle-ci confirme le diagnostic de maladie cœliaque fruste.

Toute forme de gluten est dès lors éradiquée (il existe heureusement sur le marché toute une gamme d'aliments de remplacement qui en sont dépourvus).

Dès la mise en place de ce régime contraignant mais indispensable, sous peine de voir se dénaturer lentement mais sûrement la structure de bordure en brosse de l'intestin, l'amélioration est notable, tant au niveau des ballonnements et des crampes intestinales qu'au niveau des douleurs articulaires. Les probiotiques sont maintenus pendant quelques semaines.

Avec un recul d'un an, tous les symptômes ont disparu sous régime sans gluten.

Les réserves en fer sont normales et les anticorps sont pratiquement normalisés.

Hughes vient de visiter Paris pendant une semaine. Il y a parcouru les rues, les avenues et le métro à longueur de journée avec un peu de fatigue bien naturelle, mais sans aucune douleur articulaire… et sans anti-inflammatoires !

MARTINE, 29 ANS, BIOLOGISTE

On ne devrait jamais soigner sa famille ni ses amis. Très peu de médecins appliquent ce bon conseil.

Du coup, les consultations se passent en général autour de la table, entre la poire et le fromage.

C'est comme cela que Martine m'a parlé de ses problèmes de ballonnement après les repas.

- « J'ai un ventre comme ça ! » (joignant le geste à la parole).

Martine mange de façon pantagruélique. Elle engloutit. Elle est mince.

Je lui conseille de téléphoner pour prendre un rendez-vous à ma consultation mais Martine n'a pas le temps. Et puis, ce n'est pas un vrai problème de santé. C'est juste un inconfort.

Nous voilà donc partis dans un examen sommaire de son alimentation, en entamant le dessert. Le plus discrètement possible, pour ne pas éveiller l'attention des convives.

- « Et, tu fais bien caca ?

- Souvent, je suis constipée. Et puis, parfois, j'ai de la diarrhée.

- Bon, alors viens me voir. On en reparle.

- Ecoute, dis-moi ce que je pourrais prendre en attendant. Si ça ne va pas mieux, je prendrai rendez-vous ».

De guerre lasse, je note sur un bout de papier le nom d'un symbiotique et je lui recommande de manger plus lentement en lui rappelant que ses dents sont situées au niveau de la bouche et pas dans l'estomac. On termine le dessert.

Je revois Martine un mois plus tard. Elle est ravie. Les selles sont normales. Les ballonnements ont disparu. Elle essaye de manger plus lentement.

Mais les manifestations désagréables reprennent dès l'arrêt des symbiotiques.

Je n'ai toujours pas vu Martine dans le cadre d'une vraie consultation...

APPENDICE

L'ALIMENTATION OPTIMALE

BEAUCOUP DE GENS S'IMAGINENT QUE LA NUTRITION N'EST pas bien compliquée. Sur mon bureau traîne un excellent ouvrage de référence intitulé *Modern Nutrition in Health and Disease* ; il fait 2 069 pages écrites sur deux colonnes en petits caractères… et parfois je n'y trouve pas certaines réponses à des questions que je me pose ! C'est dire s'il est impossible d'aborder ici la nutrition de façon exhaustive.

Toutefois, il nous a paru utile de survoler quelques grands thèmes qui permettent d'établir les bases générales d'une alimentation optimale, étroitement liée à un fonctionnement harmonieux de l'intestin… et de l'organisme tout entier ! Les progrès de la pharmacologie, de la chirurgie et de la technologie médicale permettent aujourd'hui une espérance de vie à la naissance, dans les pays industrialisés, de plus de 80 ans chez la femme et voisine de 75 ans chez l'homme.

De meilleures habitudes alimentaires pourraient encore améliorer ces chiffres mais aussi et surtout assurer une qualité de vie bien supérieure par une prévention efficace vis-à-vis des maladies « de civilisation » (maladies cardiovasculaires, cancers, diabète…) étroitement liées à un mode d'alimentation inadéquat. Si l'épicurisme est parfaitement respectable, les critères d'une alimentation optimale devraient être clairement exposés de façon à permettre à chacun des choix en toute connaissance de cause, ce qui est loin d'être le cas.

QUELQUES GÉNÉRALITÉS INDISPENSABLES

L'énergie nécessaire au fonctionnement de l'organisme est apportée par l'alimentation sous forme de carburants de trois types : les graisses (ou lipides), les sucres (ou glucides) et accessoirement les protéines.

Normalement, il existe un équilibre entre apports et dépenses mais si les apports de matériel énergétique sont supérieurs aux dépenses, vous prendrez du poids. Au contraire, si les apports sont inférieurs à vos besoins, vous utiliserez vos réserves et vous maigrirez.

Ces mécanismes sont influencés par des hormones (substances qui circulent dans l'organisme et sont déclenchées par différents facteurs). L'insuline, par exemple, est très impliquée dans le mécanisme qui permet de mettre des graisses et des sucres en réserve.

Indépendamment d'un apport d'énergie fourni par les lipides, les glucides et les protéines, l'alimentation doit absolument apporter des substances que l'organisme n'est pas capable de fabriquer lui-même mais qui sont indispensables à son bon fonctionnement : des vitamines, des sels minéraux, des acides aminés essentiels (petits fragments de protéines), des acides gras de certains types (appelés oméga-6 et oméga-3) et des antioxydants.

Si l'alimentation doit fournir des substances indispensables au bon fonctionnement de l'organisme et au maintien d'une bonne santé aussi longtemps que possible, elle peut aussi apporter des substances nocives, par exemple sous forme de graisses saturées, d'aliments contaminés par oxydation ou par la présence de germes susceptibles d'entraîner des maladies.

Voyons l'essentiel de ce qu'il faut retenir de ces différents points.

LIPIDES, GLUCIDES, PROTÉINES ET ALCOOL

Les lipides, les glucides et les protéines sont des nutriments énergétiques qui fournissent des calories ou plus exactement des kilocalories (kcal) [46].

Mis à part le sucre courant qui ne contient qu'un glucide (le saccharose, constitué lui-même de glucose et de fructose) et les huiles qui ne contiennent que des lipides, tous les aliments renferment un mélange variable de ces trois nutriments.

Les **protéines** sont surtout abondantes dans les viandes, les poissons, le blanc d'œuf, le fromage, le lait... Nous verrons plus loin qu'elles sont indispensables au fonctionnement de notre organisme. Les protéines sont constituées d'acides aminés.
1 g de protéines fournit approximativement 4 kcal (16,72 kJ).

Les **lipides** sont évidemment surtout présents dans les matières grasses (beurre, huiles, margarines, mayonnaise et dérivés) mais aussi dans les viandes, les charcuteries, les fromages plus ou moins gras. Elles sont aussi « cachées » dans les aliments frits (pommes frites, chips, croquettes...) et dans de nombreuses « sucreries » (gâteaux, biscuits, gaufres, chocolat...). Les lipides de l'alimentation se présentent sous forme de triglycérides, constitués de glycérol et d'acides gras (saturés, mono-insaturés et polyinsaturés).
1 g de lipides fournit approximativement 9 kcal (37,62 kJ).

Les **glucides** ou hydrates de carbone sont classiquement subdivisés en sucres simples et en sucres complexes.
Les **sucres simples** comprennent :
- le glucose, qu'on trouve dans beaucoup de fruits ;
- le fructose, qu'on trouve dans tous les fruits ;
- le saccharose (ou sucre de table), qu'on trouve dans les sucreries diverses mais aussi dans de nombreux fruits. Il est constitué de glucose et de fructose ;
- le lactose, présent dans le lait, est constitué de galactose et de glucose.

Les **sucres complexes** sont extrêmement abondants dans l'alimentation. Ils sont essentiellement constitués de longues chaînes de molécules de glucose attachées bout à bout.
• Le glycogène, forme de mise en réserve du glucose par les mammifères se trouve dans le foie et dans les muscles (c'est-à-dire dans la viande mais en très petites quantités). Notre alimentation est donc très pauvre en glycogène.

• Les amidons, forme de mise en réserve du glucose par les végétaux, se trouvent en abondance dans les produits à base de farine (pain, pâtes, biscuits, pâtisseries...), dans le riz, les pommes de terre et les féculents. Notre alimentation courante est donc très riche en amidons.

Les glucides sont des aliments qui présentent une particularité : ils ont des effets hormonaux. En effet, la digestion de glucides variés transforme ceux-ci pour 90 % en glucose qui, dès lors passe dans le sang et provoque une libération d'insuline, hormone dont nous reparlerons plus loin.

L'**alcool** n'est pas à proprement parler un nutriment, mais plutôt une substance étrangère (ou xénobiotique) qui peut apporter des quantités de calories assez considérables. Qu'il s'agisse de vin, de champagne ou de whisky, ce qui compte est la quantité d'alcool fournie. Par exemple, 25 cl de bière courante contiennent 11 g d'alcool pur, un verre de vin : 13 g, 10 cl de Martini : 15,5 g et 5 cl de whisky : 19 g.
1 g d'alcool pur (éthanol) fournit 7 kcal (29,26 kJ).

LES SUBSTANCES INDISPENSABLES ET PROTECTRICES DE NOTRE ALIMENTATION

Parmi ces substances indispensables, les plus connues sont les **vitamines** (A, B, C, D, etc.) et les **sels minéraux** (comme, par exemple le calcium, le fer, le magnésium). Si les carences graves sont aujourd'hui rares dans les pays occidentaux, les insuffisances d'apport sont néanmoins assez fréquentes et peuvent entraîner des troubles divers (fatigue, troubles de concentration, diminution de résistance aux infections...). Ces vitamines et sels minéraux se trouvent dans des aliments très variés, aussi bien d'origine végétale que d'origine animale.

Nous avons également besoin d'**acides aminés essentiels**, qu'on peut considérer comme des briques de construction qui servent à la fabrication de protéines indispensables à l'organisme et qui doivent absolument se renouveler sans cesse. Ces acides aminés essentiels sont fournis par les protéines des viandes et des poissons, du blanc d'œuf, des fromages, du lait mais aussi par des protéines végétales qu'on trouve surtout dans les féculents et les légumineuses. Les protéines végétales sont néanmoins considérées comme étant de moins bonne qualité nutritionnelle que les protéines d'origine animale.

Moins connus sont les **acides gras essentiels**. Ils appartiennent à deux grandes familles : les **oméga-6**, qu'on trouve surtout dans les huiles de tournesol et de maïs et les **oméga-3**, beaucoup plus rares, qu'on trouve sous leur forme la plus active dans les poissons gras (thon, saumon, maquereau, sardine, hareng) et sous une forme plus élémentaire dans les huiles de colza et de noix.

L'insuffisance d'apport est beaucoup plus rare pour les oméga-6 que pour les oméga-3. Ces derniers sont pourtant extrêmement importants : ils jouent des rôles multiples, notamment dans le bon fonctionnement du cerveau, la fabrication de certaines hormones, la constitution de la membrane qui entoure chacune de vos cellules...). On a également découvert aux oméga-3 la propriété de protéger les artères des maladies cardiovasculaires.

Il faut souligner que les acides gras oméga-3 ne supportent pas les hautes températures : les huiles de colza et de noix ne conviennent pas pour la cuisson à la poêle. Si on veut profiter de leurs vertus, les poissons gras que nous venons de citer ne doivent pas être frits mais plutôt cuits à la vapeur, en papillote ou consommés crus (sushis) ou, à la rigueur, sous forme de conserves.

Citons également les vertus cardioprotectrices des **oméga-9** qui ne sont toutefois pas des acides gras essentiels comme les deux catégories précédentes. On les trouve en abondance dans l'huile d'olive, mais aussi dans l'huile de colza.

Nous avons également besoin d'**antioxydants** qui permettent de lutter contre l'oxydation permanente dont l'organisme est le siège.

Pour bien comprendre ceci, une petite digression s'impose. Toute cellule vivante a besoin d'énergie pour la construction du matériel qui lui est nécessaire. Elle va donc fabriquer « des jetons énergétiques »[47] en extrayant l'énergie de différentes substances. Ces jetons énergétiques sont universels : ce sont les mêmes pour tous les organismes vivants.

Dans la nuit des temps, les cellules de différents types ne pouvaient produire l'énergie qui leur est indispensable qu'à partir d'une chaîne de réactions chimiques au cours de laquelle chaque molécule de glucose est transformée en pyruvate avec production de deux malheureux jetons énergétiques.

On admet aujourd'hui qu'une « association » s'est établie il y a approximativement 1,6 milliard d'années entre la cellule et une bactérie qui a colonisé celle-ci. Cette bactérie, devenue mitochondrie, fait désormais partie intégrante de la majorité des cellules vivantes et leur rend des services extraordinaires : en échange du gîte et du couvert assuré par la cellule, la mitochondrie va permettre à celle-ci un rendement énergétique bien supérieur grâce à l'utilisation de l'oxygène de l'air qui ouvre de nouvelles voies de dégradation du matériel énergétique. Dès lors, ce nouveau mécanisme est capable de poursuivre la dégradation du pyruvate pour en extraire 34 jetons d'ATP supplémentaires ; 36 jetons d'ATP (au lieu de 2) produits à partir d'une molécule de glucose équivalent dès lors à un rendement énergétique 18 fois supérieur grâce à l'intervention de ces mitochondries qui peuplent nos cellules. Les seuls résidus de cette chaîne respiratoire sont le CO_2 (éliminé par les poumons) et de l'eau (éliminée par les reins).

Cependant toute médaille a son revers et l'oxygène peut, dans certaines circonstances, présenter un danger mortel par la formation de radicaux libres. Ces derniers sont des molécules instables, chimiquement caractérisées par la présence d'un électron libre (célibataire), qui leur confère une très grande réactivité vis-à-vis de nombreux substrats biologiques[48], en particulier des protéines et des lipides : ils peuvent en effet endommager les molécules voisines en leur arrachant un électron au cours de réactions en cascade.

Lorsqu'ils sont produits en quantités excessives, les radicaux libres sont susceptibles d'induire des dégâts cellulaires irréversibles par inactivation de protéines, cassures d'ADN[49], oxydation des lipides présents dans les membranes de chacune de nos 10 000 milliards de cellules et dans les enveloppes des mitochondries. Ils peuvent également provoquer une oxydation du « mauvais cholestérol »[50] qui devient alors très toxique pour la paroi des artères.

Heureusement, notre organisme est pourvu de moyens de défense qui neutralisent en très grande partie les radicaux libres. On les appelle des antioxydants. Vous en fabriquez certains, d'autres sont apportés par l'alimentation : la vitamine E (huiles, fruits secs...), le sélénium (poissons, crustacés, œufs, viande...), la vitamine C (poivron, kiwi, agrumes...), les carotènes (carotte, tomate...), les polyphénols (fruits et légumes divers, vin rouge, thé...), etc.

A titre d'exemple, on a pu montrer que la consommation journalière de fruits et de légumes réduisait de 20 à 30 % la fréquence de tous les cancers. Ce sont des aliments absolument incontournables.

Lorsque la neutralisation des radicaux libres par les antioxydants devient insuffisante, on parle de stress oxydant. Celui-ci peut accélérer le vieillissement, initier des cancers et provoquer des maladies cardiovasculaires et des pathologies dégénératives (maladie de Parkinson, Alzheimer, cataracte...).

Une situation de stress oxydant peut se développer avec l'âge, l'exposition aux radiations ionisantes (exposition importante au soleil, radioactivité naturelle ou artificielle), la pollution, le contact avec certains pesticides ou solvants, l'amiante, la consommation de tabac et d'alcool, la prise de certains médicaments, la pratique intensive du sport... et tout processus susceptible de surcharger les réactions de détoxication hépatique comme c'est le cas en présence d'un *leaky gut* !

Ce qu'il faut retenir de tout ceci est que seule une **alimentation très variée** est capable de vous fournir ces milliers de substances indispensables et protectrices dont votre organisme a absolument besoin pour maintenir aussi longtemps que possible un état de bonne santé.

LES SUBSTANCES NOCIVES APPORTÉES PAR L'ALIMENTATION

La première substance nocive d'origine alimentaire qui peut venir à l'esprit est le **cholestérol**, impliqué dans les maladies artérielles.

En fait, le cholestérol n'est pas le poison qu'on imagine. C'est au contraire une substance indispensable au bon fonctionnement de l'organisme. Il est en effet présent dans les membranes de chacune de vos cellules et joue ainsi un rôle dans les échanges intercellulaires, il intervient dans la synthèse de la bile produite par le foie et permet à certaines de vos glandes de fabriquer des hormones indispensables. Ce n'est que dans certaines circonstances particulières qu'une élévation de cholestérol dans le sang peut endommager les artères.

Le cholestérol est fourni en quantités importantes par les abats, les huîtres, les crustacés, les œufs, le beurre, les viandes grasses. Mais il faut savoir que la majorité du cholestérol qui circule dans votre sang est fabriquée par le foie et qu'une restriction très importante de l'apport de cholestérol alimentaire n'apporte qu'une baisse relativement faible du cholestérol circulant dans le sang.

Par ailleurs, l'élimination draconienne du cholestérol alimentaire nous prive d'aliments aux propriétés intéressantes. Pour prévenir une élévation du mauvais cholestérol sanguin[51], limitez plutôt les **graisses saturées** (beurre, viandes grasses, charcuteries grasses, margarines de cuisson, fromages gras, lait entier...) et consommez des graisses mono-insaturées (huile d'olive...) et poly-insaturées de type oméga-3 (voir plus haut).

Toutes les graisses sont susceptibles d'**oxydation** par l'exposition à l'air, à la lumière et à la chaleur, de façon plus ou moins importante selon leur composition. Ce phénomène, appelé lipo-peroxydation peut provoquer dans votre organisme des réactions toxiques.

Il est donc impératif de conserver les huiles à l'abri de l'air et de la lumière.

Pour la cuisson, utilisez de préférence une matière grasse résistante mais pas excessivement riche en graisses saturées : l'huile d'olive... ou la graisse d'oie[52], particulièrement consommée dans certaines régions de France.

De toute manière, n'élevez jamais vos matières grasses à haute température.

Par ailleurs, de nombreux aliments peuvent aussi s'oxyder : les viandes, les fromages, les légumes, même conservés au frigo. Emballez-les dans des « feuilles fraîcheur » de fin plastique transparent pour réduire leur exposition à l'air. Les surgelés et les conserves ne sont certainement pas à proscrire et sont parfois plus riches en vitamines que des aliments frais qui ont été exposés pendant plusieurs jours à l'air et à la lumière.

Tout aliment se dénature à la longue, non seulement par oxydation mais par prolifération de bactéries. Respectez donc scrupuleusement les **dates de péremption** et la **chaîne du froid**. Ne congelez jamais un produit préalablement dégelé.

Parmi les substances nocives apportées par l'alimentation, il faut également citer des quantités excessives de **sel**, impliqué dans la rétention d'eau et dans l'hypertension. Outre le sel de cuisine, on trouve des quantités de sel importantes dans les charcuteries, les fromages et le pain.

Doivent être consommées avec modération les **graisses hydrogénées** qui résultent d'un traitement des huiles végétales par de l'hydrogène, dans le but d'augmenter la résistance de ces huiles à la cuisson. Ce traitement chimique sature plus ou moins les graisses polyinsaturées des huiles végétales et les transforme en graisses plus ou moins saturées, selon l'importance de l'hydrogénation.

Une graisse hydrogénée contient donc toujours plus de graisses saturées que l'huile végétale d'origine.

De plus, le procédé d'hydrogénation entraîne la formation de composés parasites appelés **graisses *trans*** qu'on considère encore plus toxiques que les graisses saturées.

Si l'industrie agro-alimentaire veille à ne pas produire trop de graisses *trans*, les graisses hydrogénées ou partiellement hydrogénées sont présentes dans de nombreux produits (biscuits, certaines margarines, etc.). Vérifiez les étiquettes !

Pour terminer la liste des substances nocives, citons évidemment toutes les **boissons alcoolisées** consommées de façon excessive. Elles ont des effets toxiques particulièrement au niveau du foie, de l'estomac, de l'intestin et du cerveau et sont susceptibles d'entraîner des phénomènes d'assuétude. Toutefois, de petites quantités de vin rouge (1 à 2 verres par jour), particulièrement s'il est riche en tannins, apportent des antioxydants intéressants sous forme de polyphénols. Même à ces faibles doses, la consommation de vin peut être formellement contre-indiquée : demandez l'avis de votre médecin.

DEUX NOTIONS À CONNAÎTRE : L'INDEX ET LA CHARGE GLYCÉMIQUES

Indépendamment des substances nocives que nous venons de passer en revue, d'autres aliments doivent être consommés avec modération : c'est le cas des glucides qui provoquent des sécrétions importantes de cette hormone appelée « insuline » que nous avons déjà évoquée. D'autre part, sous le couvert de l'appellation **« sucres lents »** (pain, pâtes, riz...), certains aliments sont consommés de façon beaucoup trop importante car ils stimulent exagérément la fabrication d'insuline, hormone synthétisée par le pancréas (petit organe situé derrière l'estomac).

Comment l'insuline agit-elle ? Cette notion est généralement mal connue et pourtant capitale.

Lorsque vous mangez des glucides, la digestion en extrait du glucose qui, dès lors, passe dans le sang.

L'élévation de la quantité de glucose dans le sang provoque une réaction immédiate du pancréas qui libère de l'insuline. Celle-ci se répand très rapidement dans toute la circulation sanguine et, dès lors, va jouer deux rôles simultanément.

- Le premier est de faire baisser la quantité de glucose dans le sang et donc de régulariser ce qu'on appelle la glycémie.
- Le second rôle favorise la mise en réserve de graisse. En effet, l'insuline « donne l'ordre » à nos cellules graisseuses, réparties partout dans l'organisme, de fabriquer de la graisse et de ne pas libérer celle qui y est déjà stockée. Autrement dit, l'insuline accentue le stockage, la mise en réserve. Même si vous n'êtes pas sujet à une prise de poids excessive, l'insuline peut exercer ses effets à long terme : mieux vaut prévenir que guérir !

Ceci dit, il existe de bons et de moins bons glucides... et cette notion n'a rien à voir avec celle de sucres lents et de sucres rapides ! Les chercheurs ont pu déterminer avec précision l'élévation du taux de sucre qui se produit dans notre sang lorsque nous mangeons tel ou tel glucide : c'est la notion d'**index glycémique**. De là découle la notion de **charge glycémique** qui, en plus, tient compte des quantités ingérées.

Plus la charge glycémique d'un aliment est élevée, plus il a tendance à provoquer des sécrétions d'insuline importantes.

A titre d'exemple, le pain blanc entraîne une sécrétion d'insuline 3 fois plus importante qu'une même quantité de pain complet. L'apport en calories est sensiblement le même mais la libération d'insuline est beaucoup plus importante.

D'une façon générale, les aliments dont la charge glycémique est la plus haute sont ceux qui contiennent de la farine blanche (pain blanc, pâtes, pâtisseries...), les pommes de terre cuites à haute température (pommes de terre frites, chips), le riz blanc, les « céréales », les limonades et certains fruits, comme le raisin.

Bien sûr, les quantités consommées interviennent et, une fois encore, ces aliments ne sont pas interdits mais doivent être consommés avec modération, particulièrement si vous avez tendance à l'embonpoint ou si vous êtes diabétique.

LES QUANTITÉS D'ALIMENTS

L'appétit est régulé par des mécanismes extrêmement complexes. Certains de ces mécanismes sont immédiats, d'autres portent sur le long terme.

Pour simplifier, disons que l'appétit est stimulé immédiatement par une diminution de la quantité de sucre qui circule dans notre sang (la glycémie) mais aussi, sur une période plus longue, par des messages envoyés au cerveau par les cellules graisseuses (notamment par une hormone appelée « leptine ») qui renseignent à tout moment sur l'état des stocks de réserves en graisses et qui influencent l'appétit en fonction de l'importance de ces stocks. C'est la raison pour laquelle nous mangeons plus ou moins selon les périodes.

Si nous évitons de manger trop d'aliments qui provoquent rapidement une diminution de la glycémie (c'est-à-dire les aliments dont la charge glycémique est élevée mais aussi les boissons alcoolisées), si nous écoutons nos sensations (mangeons tout simplement moins si nous avons moins faim !) et si, par ailleurs, notre alimentation est variée et bien équilibrée (légumes, fruits, viande, poisson, féculents, bonnes matières grasses...), notre appétit jouera un rôle régulateur et nos apports à long terme correspondront à nos besoins.

Comme vous pourrez le constater à l'analyse du tableau, ces besoins sont néanmoins extrêmement variables et dépendent de l'âge, du sexe, de la taille, de la masse musculaire et du niveau d'activité physique.

BESOINS CALORIQUES (EN KCAL/JOUR)

Femme, 1m55, 60 ans, sédentaire	1 600-1 700
Femme, 1m60, 35 ans, sédentaire	1 800-1 900
Femme, 1m65, 30 ans, activité modérée	2 000-2 200
Femme, 1m70, 20 ans, sport 3 à 4 fois / semaine	2 400-2 700
Femme enceinte et allaitante	2 500-3 000
Homme, 1m70, 60 ans, sédentaire	1 900-2 000
Homme, 1m75, 35 ans, sédentaire	2 300-2 500
Homme, 1m80, 30 ans, activité modérée	2 900-3 100
Homme, 1m85, 20 ans, sport intensif 4 fois / semaine	3 300-3 500
Homme, 1m85, 20 ans, travailleur de force	3 500-4 500

UN SCHÉMA D'ALIMENTATION « OPTIMALE »

Une alimentation équilibrée[53] est un puzzle fait de viande maigre, de poisson, de pain complet, de féculents naturels (riz complet, pois, fèves, lentilles, pommes de terre nature...), de produits laitiers maigres, d'huiles naturelles (de préférence de première pression à froid), de fruits et surtout de légumes. Insistons, une fois encore, sur la variété. Seule cette variété alimentaire est de nature à assurer des apports suffisants en éléments essentiels et à favoriser les synergies entre antioxydants. De plus, ce puzzle alimentaire sera pauvre en « calories vides », c'est-à-dire en aliments apportant de l'énergie mais aucun élément nutritif indispensable (le sucre, qui n'apporte ni vitamine, ni sels minéraux, ni antioxydant, ni acides aminés, ni acides gras essentiels en est le meilleur exemple).

SCHÉMA D'UNE ALIMENTATION OPTIMALE À ± 2 300 KCAL/JOUR

MATIN	
Base	30 g de « céréales » riches en fibres, muesli, mouillés de lait écrémé ou de lait de soja enrichi en calcium 3 tranches de pain complet
Accompagnement	10 g de beurre allégé ou margarine riche en oméga-3, 2 cuillères à soupe de confiture Variante : 20 g de charcuterie maigre (jambon maigre, charcuterie de dinde ou de poulet)
MIDI	
« Apéritif »	Jus de légumes ou de tomates
Plat principal	200 g de salade de légumes variés 2 cuillères à soupe d'huile de colza de première pression à froid pour préparer une vinaigrette 1 tranche de jambon et 2 tranches de fromage, par exemple 4 fois par semaine ou 2 œufs « enrichis en oméga-3 », par exemple 1 fois par semaine ou thon, sardines à l'huile d'olive, filets de maquereaux, saumon sauvage, harengs, par exemple 2 fois par semaine 4 tranches de pain complet
Dessert	1 fruit (varier) 1 yaourt
SOIR	
« Apéritif »	Jus de légumes ou de tomates
Potage	Soupe de légumes variés, préparée sans matière grasse ni féculents

Plat principal	150 g de viande maigre, par exemple 3 fois par semaine ou 150 g de volaille, par exemple 2 fois par semaine ou 200 g de poisson, par exemple 2 fois par semaine 250 à 300 g de légumes variés 100 g de « féculents » variés : pommes de terre nature, haricots blancs, fèves, petits pois, lentilles... 1 cuillère à soupe de matière grasse de cuisson (sans jamais l'élever à haute température) : graisse d'oie, huile d'olive. Ail, épices variées
Dessert	1 fruit (varier) 25 g de fruits secs
Boissons de la journée	Eau minérale (en variant les marques), thé, 1 ou 2 verres de vin rouge riche en tanins

(Les repas de midi et du soir peuvent être inversés)

Voici maintenant une analyse, réalisée par logiciel informatique, d'un régime à 2300 kcal répondant aux critères d'une alimentation optimale. Ce schéma alimentaire est applicable à toute personne en bonne santé.

NUTRIMENTS ET MACRO-NUTRIMENTS	APPORTS JOURNALIERS (RÉGIME À 2 300 KCAL PAR JOUR)	RECOMMANDATIONS POUR L'ADULTE	RECOMMANDATIONS POUR LA FEMME ENCEINTE
Protéines	21 % (des calories)	15 %	15 %
Lipides totaux	32 %	35 %	35 %
- Acides gras saturés	26 % des lipides totaux	25 % des lipides totaux	25 % des lipides totaux
- Acides gras mono-insaturés	47 % des lipides totaux	50 % des lipides totaux	50 % des lipides totaux
- Acides gras polyinsaturés	27 % des lipides totaux	25 % des lipides totaux	25 % des lipides totaux

- Raport oméga-6/ oméga-3	3,2/1	3-4/1	3-4/1
Alcool	4 %		
Cholestérol	230 mg	Max 500-700 mg	Max 500-700 mg
Fibres	32,5 g	30 g	Min 30 g
Equivalent rétinol	650 ER	600-800 ER	700 ER
Vitamine D	4 µg	3-5 µg	10 µg
Vitamine E	18 mg	12 mg	12 mg
Vitamine C	160 mg	100 mg	120 mg
Vitamine B1	1,9 mg	1,5 mg	1,6 mg
Vitamine B2	1,9 mg	1,6 mg	1,6 mg
Vitamine B5	7,8 mg	5 mg	7 mg
Vitamine B6	2,9 mg	1,5-1,8 mg	2 mg
Vitamine B9	400 µg	300-330 µg	400 µg
Vitamine B12	3,4 µg	2,4 µg	2,6 µg
Calcium	1 090 mg	900 mg	1 000 mg
Magnésium	520 mg	400 mg	400 mg
Fer	16 mg	9-16 mg	15-20 mg
Zinc	14 mg	11-12 mg	11-12 mg
Cuivre	2,9 mg	1,5-2 mg	1,5-2 mg
Sélénium	98 µg	60-70 µg	60-70 µg

NOTES

1. Un syndrome est un ensemble de symptômes.

2. Physiopathologie : étude des troubles du fonctionnement de l'organisme au cours des maladies.

3. Les immunoglobulines E sont des anticorps présents lors de nombreuses manifestations allergiques dites « immédiates » qui peuvent se manifester par une urticaire, un eczéma, de l'asthme ou d'autres manifestations plus ou moins sévères.

4. Les immunoglobulines G sont des anticorps présents dans des manifestations allergiques dites « retardées ». Elles peuvent être recherchées vis-à-vis d'un panel d'allergènes provenant de plusieurs dizaines de catégories alimentaires. Les allergies de type retardé ne se manifestent jamais par des signaux siégeant au niveau de la peau, comme c'est le cas de l'eczéma et de l'urticaire, mais par des symptômes bien plus vagues dont nous reparlerons largement par la suite.

5. Les enzymes ne sont pas des cellules mais des substances chimiques à base de protéines.

6. Les anatomistes les appellent les « valvules conniventes ».

7. Imaginons qu'on puisse réaliser la même opération avec la peau du corps entier et nous n'obtiendrions tout au plus qu'une surface équivalente aux deux faces d'un parapluie ouvert.

8. Heureusement, nous digérons également ce matériel et nous le résorbons en partie, sinon la perte de substance serait considérable. Il n'empêche que les cellules mortes provenant de cette desquamation intestinale constituent une part non négligeable du volume de nos selles.

9. Sous forme d'acides aminés et de petites chaînes d'acides aminés.

10. Sous forme de triglycérides et d'acides gras.

11. Du saccharose (sucre courant), du glucose, du fructose, du lactose et du galactose.

12. Des amidons « découpés » en petits morceaux.

13. Pour 90 % du glucose et, pour le reste, du fructose et du galactose.

14. Pour être exact, les entérocytes reconvertissent les acides gras en triglycérides qui passent dans la circulation lymphatique qui, elle-même, rejoint la circulation sanguine.

15. Voir appendice : l'alimentation optimale page 163.

16. Commensale : se dit d'une espèce vivante qui vit au contact d'une autre en profitant des résidus de sa nourriture mais sans la parasiter.

17. Un écosystème est formé par l'association d'une communauté d'espèces vivantes et d'un environnement physique (biotope) en constante évolution mais en équilibre.

18. On les qualifie d'« aérobies ».

19. On les qualifie ainsi d'« anaérobies ».

20. Ou flore saccharolytique. Par exemple : bifidobactéries, ruminocoques, lactobacilles… La fermentation est une suite de réactions chimiques qui aboutissent à la production d'énergie à partir de sucres. Elle peut avoir lieu en l'absence d'oxygène (« la fermentation, c'est la vie sans l'air » disait Pasteur).

21. Ou flore protéolytique. Par exemple : bactéroïdes, peptostreptocoques, *Clostridium*… La putréfaction est une suite de réactions chimiques qui aboutissent à la production d'énergie à partir de matériel azoté, c'est-à-dire de protéines. Elle peut également avoir lieu en l'absence d'oxygène.

22. Symbiose : association étroite de deux ou plusieurs organismes différents, mutuellement bénéfique, voire indispensable à leur survie.

23. Pathogène : susceptible de provoquer une maladie.

24. Ce sont des acides gras à chaîne courte (SCFA : *short chain fatty acids*), en particulier du butyrate.

25. désigné par l'acronyme GALT (*Gut Associeted Lymphoid Tissue*).

26. Appelées par les anatomistes « plaques de Peyer ».

27. On les appelle des « *toll like receptors* ».

28. Appelées bêta-défensines.

29. Celles-ci seront dues à des anticorps appelés immunoglobulines E (IgE) et immunoglobulines G (IgG).

30. Appelés immunoglobulines A (IgA).

31. On appelle ce mécanisme « *homing* ».

32. Des immunoglobulines G (Ig G) : nous en reparlerons plus loin.

33. Nous avons déjà vu en effet que les lymphocytes sont capables de produire d'autres types d'immunoglobulines appelées notamment IgG et IgE qui peuvent, elles aussi, servir à détruire des molécules antigéniques, des virus, des bactéries ou autres parasites.

34. Nous verrons plus loin que ce type d'hypersensibilité (dite de type I) n'est pas le seul et que d'autres mécanismes immunologiques peuvent être impliqués.

35. Le mécanisme de la réaction allergique immédiate s'effectue en deux étapes. La première, appelée « phase de sensibilisation » résulte d'un premier contact de l'allergène avec le système immunitaire et conduit à la production d'IgE spécifiques qui se dispersent dans toute la circulation sanguine et se fixent sur des « cellules cibles » de la peau et des muqueuses et sur certains globules blancs du sang. Cette première étape est muette (elle ne donne aucun signe apparent) mais prépare une réaction, parfois redoutable, lors des contacts suivants avec le même allergène.
Lors d'un second contact se produit un pontage entre l'allergène et les IgE fixées sur les cellules cibles qui libèrent différents médiateurs (messagers), substances chimiques dont la principale est l'histamine. Ces médiateurs entraînent une dilatation des vaisseaux sanguins, une augmentation de la perméabilité de ceux-ci et attirent d'autres cellules qui participent à la réaction allergique. Ces manifestations sont plus ou moins graves en fonction de chaque individu. Elles ne se révèlent pas toutes (loin s'en faut) par des manifestations digestives mais nous les citerons tout de même à titre de curiosité.

36. On considère aujourd'hui qu'une allergie alimentaire est impliquée dans 8 % des asthmes (et jusqu'à 17 % en présence d'un terrain atopique).

37. Une maladie est dite « auto-immune » lorsque le système immunitaire ne reconnaît plus certains tissus comme faisant partie du « soi » et se met donc à fabriquer des anticorps contre ses propres tissus, aboutissant à un endommagement ou à une destruction de ceux-ci.

38. Ensemble des règles de correspondance (code) permettant au message génétique d'être traduit par une cellule. C'est le code génétique qui permet donc la traduction des messages codés dans le génome (ensemble des gènes portés par les chromosomes) en protéines ayant des fonctions bien précises.

39. Les entérocytes ont fabriqué ces triglycérides à partir des acides gras provenant eux-mêmes de la digestion des graisses.

40. Ce ciment constitue ce qu'on appelle les « jonctions serrées » (*tight junctions*).

41. Les selles peuvent être également de couleur mastic en cas de jaunisse (ictère) infectieuse ou non. Cette situation n'est évidemment pas envisagée dans cet ouvrage.

42. Cas non envisagé dans cet ouvrage.

43. Petits fragments de chromosomes.

44. On parle également de CFU (*colony forming units*).

45. L'étude d'un médicament « en double aveugle » consiste à répartir les patients en trois groupes dans le cadre de l'étude des effets d'un médicament sur une maladie donnée. Le premier groupe reçoit le médicament étudié. Le deuxième groupe reçoit, sous la même présentation, une substance inactive (un placebo). Le troisième groupe n'est pas traité. La répartition des groupes se fait à l'insu du patient (premier aveugle) et du médecin lui-même (second aveugle). Pour démontrer son activité, un médicament devra obtenir des effets curatifs statistiquement significatifs par rapport au placebo et plus encore par rapport au non traitement.

46. La calorie est l'unité qui mesure la quantité de chaleur nécessaire pour élever de 1° centigrade la température de 1 gramme d'eau à 15°C sous la pression atmosphérique normale. Une kilocalorie (kcal) représente 1 000 calories mais l'habitude veut qu'on appelle kcal, « calorie ».

1 kcal = 4,18 kJ (kilos Joules).

47. Jetons d'ATP ou adénosine triphosphate.

48. Dans l'organisme vivant, tout est chimie, tout est molécules et chaque molécule est constituée d'atomes. Chaque atome est lui-même constitué d'un noyau central autour duquel gravitent des électrons.

49. L'ADN, présent dans les chromosomes est le support du code génétique. On a pu calculer que l'ADN d'une seule cellule subit plus de 10 000 attaques radicalaires par jour.

50. Appelé « LDL cholestérol ».

51. Très schématiquement, le cholestérol se répartit en deux fractions : le « LDL-cholestérol et le HDL-cholestérol. Ce dernier est vulgairement appelé « bon cholestérol » car il joue un rôle d'éboueur et « nettoie » la paroi des artères. C'est, au contraire le « LDL-cholestérol », surnommé « mauvais cholestérol » qui, en excès, risque de se déposer dans la paroi des vaisseaux sanguins, de les rétrécir et de diminuer le débit du sang. Dans les conditions normales, l'excès de ce « mauvais cholestérol » est détruit par le foie. Néanmoins, si vous mangez beaucoup de graisses saturées (viandes grasses, charcuteries, pâtisseries grasses, etc.) celles-ci freinent la destruction du mauvais cholestérol qui, dès lors, circule plus longtemps dans le sang et s'oxyde, ce qui le rend d'autant plus toxique pour les artères.

52. Bien qu'étant une graisse animale, la graisse d'oie possède un profil en acides gras proche de celui de l'huile d'olive. Elle est relativement pauvre en graisses saturées et est riche en graisses mono-insaturées de type oméga-9 à caractère protecteur. Elle possède une excellente résistance à haute

température. Utilisée principalement dans certaines régions de France (en particulier dans le Périgord), elle semble liée à une fréquence basse des maladies cardiovasculaires dans ces régions et participe certainement au « french paradox » où une fréquence basse de certaines maladies (en particulier cardiovasculaires) ne semble pas liée aux recommandations habituellement admises.

53. Pour en savoir plus : *Manuel pratique de nutrition. L'alimentation préventive et curative*, de Jacques Médart. Ed. de Boeck Université, rue des Minimes, 39. B-1000 Bruxelles. Belgium.

BIBLIOGRAPHIE

ADDOLORATO G. ET AL. : *Risk factor for irritable bowel syndrome: role of food allergies.* Am J Gastroenterol, 2000, 95(8): p.2130-1.

ADEREM A., ULEVITCH R.J. : *Toll-like receptors in the induction of the innate immune response.* Nature, 2000. 406(6797) : p. 625-35.

ADOLFSSON O. ET AL. : *Yogurt and gut function.* Am. J Clin Nutr., 2004, 80, 245-256.

AHMAD M.S. ET AL. : *Butyrate and glucose metabolism by colonocytes in experimental colitis in mice.* Gut, 2000; 56(4). P 493-9.

AKIRA, S., TAKEDA, K., KAISHO, T. : *Toll like receptors.* Nat Immunol, 2001. 2(8) : p 675-680.

ALANDER M. ET AL : *Persistence of colonization of human colonic mucosa by a probiotic strain, Lactobacillus rhamnosus GG, after oral consumption.* Microbiol (1999) 65, 351-354

ALVAREZ-OLMOS M.I., OBERHELMAN R.A. : *Probiotic agents and infectious diseases: a modern perspective on a traditional therapy.* Clin Infect Dis, 2001. 32(11):p. 1567-76.

ANDERSON J.M. : *Molecular structure of tight junctions and their role in epithelial transport.* News Physiol. Sci, 2001; 16 : p. 126-30.

ARUNACHALAM K ET AL : *Enhancement of natural immune function by dietary consumption of Bifidobacterium lactis.* Eur J Clin Nutr 54, 263-267.

BATTAIS F. ET AL. : *Food allergy to wheat: identification of immunoglobulin E and immunoglobulin G-binding proteins with sequential extracts and purified proteins from wheat flour.* Clin Exp Allergy, 2003; 33(7) : p.962-70.

BENGMARK S. : *Ecological control of the gastrointestinal tract. The role of probiotic flora.* Gut, 1998; 42(1): p.2-7.

BERRADA N ET AL : *Bifidobacterium from fermented milks : survival during gastric transit.* J Dairy Sci, 1991, 74, 409-413.

BHATNAGAR S., BHAN M.K. : *Serological diagnosis of coeliac disease.* Indian J Pediatr, 1999; 66(1 suppl): p. S26-31.

BIAGI F. ET AL. : *Gluten exposure and risk of autoimmune disorders.* Gut. 2002 Jul;51(1):140-1.

BJARNASON I., PETERS T.J. : *Influence of anti-rheumatic drugs on gut permeability and on the gut associated lymphoid tissue.* Bailleres Clin Rheumatol, 1996. 10(1): p. 165-76.

BJORKSTEN B. ET AL. : *Allergy development and the intestinal microflora during the first year of life.* J Allergy Clin Immunol, 2001; 108(4) : p 516-520.

BLANCHARD EB. ET AL. : *The role of stress in symptom exacerbation among IBS patients.* J Psychosom Res. 2008 Feb;64(2):119-28.

BLAUT M. ET AL. : *Molecular biological methods for studying the gut microbiota: the EU human gut flora project.* Br J Nutr, 2002; 87 Suppl 2: p.S203-11.

BODE C., BODE J.C. : *Effects of alcohol consumption on the gut.* Best Pract Res Clin Gastroenterol, 2003. 17(4): p.575-92.

BOMAN H.G. : *Innate immunity and the normal microflora.* Immunol Rev. 2000. 173 : p 5-16.

BOROWIEC AM, FEDORAK R.N. : *The role of probiotics in management of irritable bowel syndrome.* Curr Gastroenterol Rep. 2007 Oct;9(5):393-400.

BOUHNIK Y. : *Chronic bacterial overgrowth in the small intestine.* Rev Prat, 2001. 51(9) : p 964-8.

BRUN-STRANG C ET AL. : *Irritable bowel syndrome in France : quality of life, medical management, and costs: the Encoli study.* Eur J Gastroenterol Hepatol. 2007 Dec;19(12):1097-103.

CASIMIR G.J., ET AL. : *Atopic dermatitis: role of food and house dust mite allergens.* Pediatrics, 1993. 92(2): p. 252-6.

COLLINS J. ET AL : *A randomized controlled trial of a probiotic, Lactobacillus strain in healthy adults : assessment of its delivery, transit and influence on microbial flora and enteric immunity.* Microbial Ecol Health Dis, 2002; 14, 81-89.

CUMMINGS J.H., MACFARLANE G.T. : *Role of intestinal bacteria in nutrient metabolism.* J Parenter Enteral Nutr, 1997; 21(6) : p 357-65.

CUNNINGHAM-RUNDLES S., LIN D.H. : *Nutrition and the immune system of the gut.* Nutrition, 1998; 14(7-8): p.573-9.

DANIELE B. ET AL. : *Oral glutamine in the prevention of fluorouracil induced intestinal toxicity: a double blind, placebo controlled, randomised trial.* Gut, 2001. 48(1): p.28-33.

DAS U. : *Essential fatty acids as possible enhancers of the beneficial actions of probiotics.* Nutrition. 2002 Sep;18(9):786.

DE REPENTIGNY L. ET AL. : *Characterization of binding of Candida Albicans to small intestinal mucin and its role in adherence to mucosal epithelial cells.* Infect Immun, 2000, 68(6) : p. 3172-9.

DEMEO MT ET AL. : *Intestinal permeation and gastrointestinal disease.* J Clin Gastroenterol. 2002 Apr;34(4):385-96.

DOWNS S.H. ET AL. : *Continued increase in the prevalence of asthma and atopy.* Arch Dis

Child, 2001; 84(1): p. 20-23.

DROSTE J.H. ET AL. : *Does the use of antibiotics in early childhood increase the risk of asthma and allergic disease ?* Clin Exp Allergy, 2000; 30(11): p.1547-53.

D'SOUZA A. L. ET AL. : *Probiotics in prevention of antibiotic associated diarrhea: meta-analysis.* BMJ, 2002, 324(7350): p. 331-40.

DUPONT AW. : *Postinfectious irritable bowel syndrome.* Clin Infect Dis. 2008 Feb 15;46(4):594-9.

EDDINS C, GRAY M. : *Do probiotic or synbiotic preparations alleviate symptoms associated with constipation or irritable bowel syndrome ?* J Wound Ostomy Continence Nurs. 2007 Nov-Dec;34(6):615-24.

EL-KHOULY F ET AL : *IgG and IgE avidity characteristics of peanut allergic individuals.* Pediatr Allergy Immunol. 2007 Nov;18(7):607-13.

ENCK P ET AL. : *The psyche and the gut.* World J Gastroenterol. 2007 Jul 7;13(25):3405-8.

FAGARASAN S. HONJO T. : *Intestinal IgA synthesis : regulation of front-line body deferences.* Nat Rev Immunol, 2003; 3(1) : p 63-72.

FAMULARO G. : *Traditional and high potency probiotic preparations for oral bacteriotherapy.* BioDrugs. 1999 Dec;12(6):455-70.

FARRELL R.J., KELLY C.P. : *Diagnosis of coeliac sprue.* Am J Gastroenterl, 2001; 96(12): p. 3237-46.

FASANO A. ET AL. : *Prevalence of coeliac disease in at-risk and not-at-risk groups in the United States : a large multicenter study.* Arch Intern Med, 2003. 163(3): p 286-92.

FIOCCHI C. : *Intestinal inflammation : a complex interplay of immune and nonimmune cell interactions.* Am J Physiol, 1997; 273 : p G769-75.

FRENOT, VIERLING : *Biochimie des aliments.* Biosciences et techniques. Doin, 2001.

FRIED M. ET AL. : *Duodenal bacterial overgrowth during treatment in outpatients with omprazole.* Gut, 1994; 35(1) : p. 23-6.

GASKINS HR ET AL. : *Impact of the intestinal microbiota on the development of mucosal defense.* Clin Infect Dis. 2008 Feb 1;46 Suppl 2:S80-6; discussion S144-51.

GAVRISH TV. : *Dysbioses of the oral cavity and intestines and immune reactivity in of adolescent bronchial asthma patients.* Zh Mikrobiol Epidemiol Immunobiol. 2001 Nov-Dec;(6):74-7.

GENEROSO M., ET AL. : *Cellobiose and lactulose coupled with mannitol and determined using ion-exchange chromatography with pulsed amperometric detection, are reliable probes for investigation of intestinal permeability.* J Chromatogr B Analyt Technol Biomed Life

Sci, 2003. 783(2): p.349-57.

GILL H. S. ET AL : *Enhancement of natural and acquired immunity by Lactobacillus rhamnosus, Lactobacillus acidophillus and Bifidobacterium lactis.* Br J Nutr 83, 167-176 (2000).

GIRSON G.R., FULLER R. : *Aspects of in vitro and in vivo research approaches directed toward indentifying probiotics and prebiotics for human use.* J nutr, 2000.130(Suppl2): p.S391-5.

GISMONDO MR ET AL : *Review of probiotics available to modify gastrointestinal flora.* Int J Antimicrob Agents. 1999 Aug;12(4):287-92.

GUANDALINI S., GUPTA P. : *Do you still need a biopsy to diagnose celiac disease ?* Curr Gastroenterol Rep, 2001; 3(5): p. 385-91.

GUDMAND-HOYER E. : *Dissacharide digestion and maldigestion.* Scand J Gastroenterol Suppl, 1996; 216 : p 111-21.

HAGIAGE M. : *La flore intestinale.* Vigot, 1994

HAMMER J, TALLEY NJ. : *Value of different diagnostic criteria for the irritable bowel syndrome among men and women.* J Clin Gastroenterol. 2008 Feb;42(2):160-6.

HOLLANDER D. : *Intestinal permeability, leaky gut, and intestinal disorders.* Curr Gastroenterol Rep. 1999 Oct;1(5):410-6.

HOLLANDER D. : *Intestinal permeability, leaky gut and intestinal disorders.* Curr Gastroentrol Rep. 1999; 1(5) : p.410-6.

HOWARD M.R. ET AL. : *A prospective study of the prevalence of undiagnosed coeliac disease in laboratory defined iron and folate deficiency.* J Clin Pathol, 2002. 55(10): p.754-7.

ISOLAURI E. : *Probiotics in human diseases.* Am J Clin Nutr, 2001. 73(6): p. 1142-1146.

ISOLAURI E. ET AL. : *Probiotics : a role in the treatment of intestinal infection and inflammation ?* Gut, 2002; 50 Suppl 3: p.54-9.

JADOULLE V. : *Stomato-psychiatrics interactions in coeliac disease.* Gastroenterol Clin Biol, 2002; 26(12): p.1134-9.

JERNBERG C ET AL. : *Long-term ecological impacts of antibiotic administration on the human intestinal microbiota.* ISME J. 2007 May;1(1):56-66.

JOHNSTON S.D. ET AL. : *Intestinal permeability tests in coeliac disease.* Clin Lab, 2001. 47(3-4) : p.143-50.

KALACH N. ET AL.: *Intestinal permeability in children : variation with age and reliability in the diagnosis of cow's milk allergy.* Acta Paediatr, 2001. 90(5) : p. 499-504.

KALLIOMAKI M. : *Probiotics in primary prevention of atopic disease : a randomised placebo-*

controlled trial. Lancet, 2001; 357: 1076-9.

KALLIOMAKI M., ISALAURI E. : *Role of intestinal flora in the development of allergy.* Curr Opin Allergy Clin Immunol, 2003; 3(1): p 15-20.

KALLIOMAKI M. ET AL. : *Probiotics and prevention of atopic disease : 4-year follow-up of a randomised placebo-controlled trial.* Lancet, 2003; 361(9372):p. 1869-71.

KEEFE D.M. ET AL. : *Effect of high-dose chemotherapy for childhood tumours.* Clin Sci (Lond), 1997, 92(4): p.385-9.

KIBA T. : *Relationships between the autonomic nervous system, humoral factors and immune functions in the intestine.* Digestion. 2006; 74(3-4):215-27.

KO T.C. ET AL. : *Glutamine is essential for epidermal growth factor-stimulated intestinal cell proliferation.* Surgery, 1993; 114(2) : p 147-54.

KOHOUT P. ET AL. : *Small bowel permeability in patients with cytostatics therapy.* Nutrition, 1999; 15(7-8): p.546-9.

LACOUR M. ET AL. : *The pathogenetic significance of intestinal Candida colonization : a systematic review from an interdisciplinary and environmental medical point of view.* Int J Hyg Environ Health. 2002 May; 205(4):257-68.

LAGEROVIST C. ET AL. : *Screening for adult coeliac disease - which serological marker(s) to use ?* J Intern Med, 2001; 250(3): p.241-8.

LAMBERT T.J.P. ET AL. : *Gastrointestinal permeability during exercise: effects of aspirin and energy-containig beverages.* J Appl Physiol, 2001. 90(6): p. 2075-80.

LEBORGNE L ET AL. : *Oxidative stress, atherogenesis and cardiovascular risk factors.* Arch Mal Coeur Vaiss. 2002 Sep;95(9):805-14.

LEVY J. : *The effects of antibiotic use on gastrointestinal function.* Am J Gastroenterol, 2000; 95(1 suppl): p. S8-10.

MACFIE J., MCNAUGHT C. : *Glutamine and gut barrier function.* Nutrition, 2002 May;18(5):433-4.

MAKAL L.H., NAGASAWA H. : *Dendritic cells : a specialized complex system of antigen presenting cells.* J Vet Med Sci, 2002. 64(3) : p. 181-93.

MARTEAU P., SHANAHAN F. : *Basic aspects and pharmacology of probiotics : an overview of pharmacokinetics, mechanisms of action and side-effects.* Best Pract Clin Gastroenterol 17, 725-740 (2003).

MARTEAU, P. ET AL. : *Comparative study of bacterial groups within the human cecal and fecal microbiota.* Appl Environ Microbiol., 2001, 67, 4939-4942.

MASSON O. : *Bases biochimiques de la diététique.* BTS, 2002.

MAXWELL P.R. ET AL. : *Antibiotics increase functional abdominal symptoms.* Am J gastroenterol, 2002. 97(1): p. 104-8.

MÉDART J. : *Manuel pratique de nutrition. L'alimentation préventive et curative.* de Boeck Université, 2005.

MICHAELSSON G. ET AL. : *Psoriasis patients with antibodies to gliadin can be improved by a gluten-free diet.* Br J Dermatol, 2000; 142(1): p.44-51.

MIRAGLIA DEL GIUDICE M. ET AL : *Probiotics and atopic dermatitis. A new strategy in atopic dermatitis.* Dig Liver Dis, 2002; 34 suppl 2 : p. 568-71.

MISHKIN D. ET AL. : *Fructose and sorbitol malabsorption in ambulatory patients with functional dyspepsia: comparison with lactose maldigestion/malabsorption.* Dig Dis Sci. 1997 Dec;42(12):2591-8.

MOUTON G. : *Ecosystème intestinal et santé optimale.* Collection Résurgence, 2004.

MURCH S. : *Toll of allergy reduced by probiotics.* Lancet 2001 ; 357 : 1057-9.

MURCH, S. : *The immunologic basis for intestinal food allergy.* Current Opinion in Gastroenterology, 2000, 16: p. 552-7.

NOWAK-WEGRZYN A. : *Future approaches to food allergy.* Pediatrics, 2003, 111(6 Pt3): p. 1672-80.

OUELETTE A.J. : *Paneth cells and innate immunity in the crypt microenvironment.* Gastroenterology, 1997, 113(5) : p 1779-84.

PALS K.L. ET AL. : *Effects of running intensity on intestinal permeability.* J Appl Physiol, 1997. 82(2): p. 571-6.

PERDIGON G. ET AL. : *Lactic acid bacteria and their effect on the immune system.* Curr Issues Intest Microbiol, 2001. 2(1): p.27-42.

PETRI H. ET AL. : *Coeliac disease in chronic fatigue syndrome.* Int J Clin Pract, 2001. 55(1): p.71.

PICHICHERO M.E. : *Dynamics of antibiotic prescribing for children.* JAMA, 2002, 287(23): p. 3133-35.

PIMENTEL M. ET AL. : *Eradication of small intestinal bacterial overgrowth reduces symptoms of irritable bowel syndrome.* Am J Gastroenterol, 2000, 95(12) : p 3503-6.

PODOLSKY D.K. : *Inflammatory bowel disease.* N Engl J Med, 2002. 347(6) : p 417-29.

QUIGLEY E.M., HURLEY D. : *Autism in the gastrointestinal tract.* Am. J. Gastroenterol., 2000. 95(9): p.2154-6.

RIORDAN S.M. ET AL. : *Luminal bacteria and small intestinal permeability.* Scand J Gastroenterol, 1997. 32(6): p.556-63.

ROBERFROID M. : *Prébiotiques et probiotiques dans la nutrition de l'enfant.* Medisphère, dec 2001: 478-480.

SAAD RJ, CHEY WD. : *Recent developments in the therapy of irritable bowel syndrome.* Expert Opin Investig Drugs. 2008 Feb;17(2):117-30.

SAAVEDRA JM. : *Clinical applications of probiotic agents.* Am J Clin Nutr. 2001 Jun;73(6):1147S-1151S.

SARTOR R.B. : *Pathogenesis and immune mechanisms of chronic inflammatory bowel diseases.* Am J Gastroenterol, 1997, 92 (12 Suppl) p 5S-11S.

SATEGNA-GUIDETTI C. ET AL. : *Prevalence of thyroid disorders in untreated adult coeliac disease patients and effect of gluten withdrawal: an italian multicenter study.* Am J Gastroenterol, 2001; 96(3): p.751-7.

SCHIFFRIN E., BLUM S. : *Interactions between the microbiota and the intestinal mucosa.* Eur J Clin Nutr, 2002; 56 Suppl 3 : p. S60-4.

SCHILLER LR. : *Management of diarrhea in clinical practice: strategies for primary care physicians.* Rev Gastroenterol Disord. 2007; 7 Suppl 3:S27-38.

SHAN L. ET AL. : *Structural basis for gluten intolerance in coeliac sprue.* Science, 2002, 297(5590): p. 2275-9.

SHI J ET AL. : *Effectiveness and safety of herbal medicines in the treatment of irritable bowel syndrome : A systematic review.* World J Gastroenterol. 2008 Jan 21;14(3):454-62.

SIGTHORSSON G. ET AL. : *Intestinal permeability and inflammation in patients on NSAIDs.* Gut, 1998; 32(1): p.66-9.

SINGH P.K. ET AL. : *A component of innate immunity prevents bacterial biofilm development.* Nature, 2002, 417(6888) : p. 552-5.

SINN DH ET AL. : *Therapeutic Effect of Lactobacillus acidophilus-SDC 2012, 2013 in Patients with Irritable Bowel Syndrome.* Dig Dis Sci. 2008 Feb 15.

SMITH JL, BAYLES D. : *Postinfectious irritable bowel syndrome: a long-term consequence of bacterial gastroenteritis.* J Food Prot. 2007 Jul;70(7):1762-9.

STEBBINGS S. ET AL. : *Comparison of the faecal microflora of patients with ankylosing spondylitis and controls using molecular methods of analysis.* Rheumatology (Oxford), 2002 41(12) : p 1395-401.

TANCREDE C. : *Role of human microflora in health and disease.* Eur J Clin Microbiol Infect Dis, 1992. 11, 1012-5.

TAY S.S. ET AL. : *Patterns of immunoglobulin G responses to egg and peanut allergens are distinct.* Clin Exp Allergy. 2007 Oct;37(10):1512-8.

TEUBER S.S., PORCH-CURREN C. : *Unproved diagnostic and therapeutic approaches to food allergy and intolerance.* Curr Opin Allergy Clin Immunol, 2003, 3(3): p. 217-21.

VANDERHOOF J.A., YOUNG R.J. : *Role of probiotics in the management of patients with food allergy.* Ann Allergy Asthma Immunol, 2003, 90(6 suppl3): p. 99-103.

VANNER S. : *The Small Intestinal Bacterial Overgrowth-Irritable Bowel Syndrome Hypothesis : Implications for Treatment.* Gut. 2008 Feb 4.

VENTURA A ET AL. : *Coeliac disease and the risk of autoimmune disorders.* Gut. 2002 Dec;51(6):897; author reply 897-8.

WAHNSCHAFFE U. ET AL. : *Intestinal antobodies against gliadin, tissue-transglutaminase, beta-lactoglobulin, and ovalbumin in patients with irritable bowel syndrome.* Ann N Y Acad Sci, 1998; 859: p.280-4.

WAKEFIELD A.J. : *The gut-brain axis in childhood developmental disorders.* J Pediatr Gastroenterol Nutr, 2002. 34 Suppl 1: p.S14-7.

WALDMAN A. ET AL. : *Incidence of Candida in psoriasis-a study of the fungal flora of psoriasic patients.* Mycoses, 2001, 44(3-4): p.77-81.

WHITE J.F. : *Intestinal pathophysiology in autism.* Exp Biol Med (Mayhood), 2003, 228: p.639-49.

WILSON K. : *The gastrointestinal microflora.* In Textbook of Gastroenterology, 1991; pp 532-543.

THIERRY SOUCCAR ÉDITIONS

OUVRAGES DÉJÀ PARUS À NOS ÉDITIONS

- *Arrêtons de vieillir* de Pierre Boutron
- *Lait, mensonges et propagande* de Thierry Souccar
- *Le régime IG minceur*, Collectif dirigé par Elvire Nérin
- *Le guide des meilleurs aide-minceur* du Dr Daniel Sincholle
- *Le guide pratique de médecine anti-âge* du Dr Claude Dalle
- *Dites à votre médecin que le cholestérol est innocent...* du Dr Michel de Lorgeril
- *Le régime IG diabète* du Dr Jacques Médart
- *La diététique anti-arthrose* de Cécile Bertrand
- *La diététique anti-ostéoporose* de Florence Piquet
- *Un cerveau à 100 %* du Dr Eric Braverman
- *Un corps sans douleur* de Christophe Carrio
- *La meilleure façon de manger*, Collectif dirigé par Angélique Houlbert
- *La diététique anti-rides* du Dr Marie-Pierre Hill-Sylvestre